患者报告结局测量的理论与实践

主编　袁长蓉

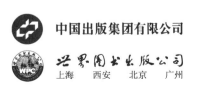

中国出版集团有限公司

世界图书出版公司

上海　西安　北京　广州

图书在版编目(CIP)数据

患者报告结局测量的理论与实践／袁长蓉主编. —
上海：上海世界图书出版公司,2023.4(2023.7 重印)
  ISBN 978-7-5232-0233-3

Ⅰ. ①患… Ⅱ. ①袁… Ⅲ. ①临床医学－鉴别诊断－
研究报告－评价 Ⅳ. ①R441

中国国家版本馆 CIP 数据核字(2023)第 037415 号

书　　名	患者报告结局测量的理论与实践
	Huanzhe Baogao Jieju Celiang de Lilun yu Shijian
主　　编	袁长蓉
责任编辑	芮晴舟
封面设计	崔晨烨
出版发行	上海世界图书出版公司
地　　址	上海市广中路 88 号 9 - 10 楼
邮　　编	200083
网　　址	http://www.wpcsh.com
经　　销	新华书店
印　　刷	江阴金马印刷有限公司
开　　本	787mm×1092mm　1/16
印　　张	12
字　　数	170 千字
版　　次	2023 年 4 月第 1 版　2023 年 7 月第 2 次印刷
书　　号	ISBN 978-7-5232-0233-3/ R · 652
定　　价	65.00 元

编 者 名 单

主　　编：袁长蓉

副 主 编（拼首字母拼音排序）：

　　　黄青梅　王婧婷　吴傅蕾　张　雯

主编助理：臧　娴

编　　者（按首字母拼音排序）：

　　　蔡婷婷　黄延锦　黄跃师　李丹钰　倪飞霞

　　　钱会娟　夏浩志　杨　塲　朱　瑞　宗旭倩

编　　委（按首字母拼音排序）：

　　　白姣姣　曹艳佩　陈　雁　程　云　丁　焱

　　　戈晓华　顾艳荭　顾　莺　归纯漪　侯黎莉

　　　陆箴琦　宁　丽　钮美娥　沈碧玉　沈南平

　　　盛芝仁　田　莉　王颖雯　吴蓓雯　吴婉英

　　　徐红贞　闫　荣　杨明莹　杨　艳　姚文英

　　　于春芳　岳利群　张晓菊　张玉侠　郑显兰

　　　郑叶平

Preface 1

Over the past 20 years, patient-reported outcomes (PROs), particularly those that inform us about health-related quality of life (HRQoL) have risen in importance around the world. They have long-been used as endpoints in clinical trials and clinical research. More recently, clinical practice applications of PROs have emerged to improve quality of care and improve patient engagement, patient satisfaction, and clinical outcomes including quality and length of life. Today, in many parts of the world, health care payers, regulators, professional societies, and government authorities are calling for increased and improved PRO measurement at patient, clinic, and health system levels.

A major player in this evolution has been the Patient Reported Outcomes Measurement Information System® (PROMIS®). PROMIS is an extensive measurement system comprised of over 2,000 questions that address physical, mental and social health of children and adults. PROMIS is the largest health-related application of item response theory (IRT) measurement in the world. Initiated in 2004 by the United States National Institutes of Health (NIH), PROMIS was developed and validated using state-of-the-science methods aimed to transform the clinical research enterprise. Most of the "domains" measured within PROMIS are universal, as opposed to disease-specific or treatment-specific. They were designed to apply to people across a wide range of conditions, focusing on symptoms and functional abilities that are important to all. PROMIS measures are reported using a T-score metric, with mean$=50$ and standard deviation $=10$, referenced to a general population. This provides for a common language that can facilitate communication around the world.

PROMIS measures are available through several administration options, including fixed-length short forms ("off-the-shelf" and custom-designed) and computer adaptive tests (CATs), a dynamic testing approach that allows for brief, precise assessments with a reduced respondent burden. The item banks from which these assessments are drawn were constructed to cover the full range of the domain being measured. This helps remove or greatly diminish floor and ceiling effects and the ability to use these item bank-based assessments with people ranging from excellent to poor health. PROMIS was originally developed in the English language and translated into Spanish, to promote widespread use in the US. Interest in translating PROMIS into other languages has been keen; today some PROMIS measures are available in 70 languages, and new translations of various short forms and banks are being conducted and completed rapidly.

This book introduces readers to PROs, PROMIS and the work of the Shanghai-based PROMIS National Center for China (PNC-China). The PNC-China has been an enthusiastic partner of the PROMIS Health Organization (PHO), as well as Northwestern University, where PROMIS technology is delivered. Chinese translations of PROMIS item banks are actively underway, with much already completed and in use. Building on the development and methodology of PROMIS, the PNC-China has pioneered the development and application of PROMIS measures for use across China. They also serve as a resource for questions that colleagues have about appropriate use and application. This book is the best overall reference for anyone in China who wishes to use PROMIS or other PRO measures in clinical research or clinical practice.

David Cella, PhD

Northwestern University

President of PROMIS Health Organization

在过去20年里,患者报告结局(patient-reported outcomes,PROs),尤其是与患者健康相关生活质量结局的报告,在全球健康领域的重要性不断上升。长期以来,PROs 一直作为临床试验和临床研究的评价终点之一。近期,PROs 正致力于融入临床实践以改善医疗照护质量以及提高患者的参与度、满意度和临床结局(包括生命质量和长度)。今天,在世界很多地方,医疗保健支付者、监管者、专业协会和政府组织都在呼吁从患者、诊所和卫生系统层面增加和改进 PROs 测量。

患者报告结局测量信息系统(PROMIS®)是这一发展过程的重要参与者。PROMIS 是一个内容较广泛的 PROs 测量系统,由 2 000 多个条目组成,包含对儿童和成人生理健康、心理健康以及社会健康的测评。作为世界上最大的基于项目反应理论(item response theory,IRT)研发的健康相关结局测量系统,最初由美国国立卫生院(National Institutes of Health,NIH)于 2004 年牵头,并整合最先进的科学方法进行开发和验证,旨在改变临床研究和实践中 PROs 工具的选择和应用方式。大多数 PROMIS 测量领域是普适性的,而不是疾病特异性或治疗特异性的,适用于不同人群,重点评估对所有人群都很重要的症状或功能。PROMIS 量表采用均值为 50,标准差为 10 的 T - Score 进行计分(以一般健康人群作为参照),这种标准化计分方式为促进不同国家间的交流提供了一种共同语言。

PROMIS 有多种测评形式,包括固定长度的简表(现成的和定制设计的)、计算机自适应测试(computer adaptive tests，CATs)等，其中CATs是一种动态的测试方式，可以在减轻测量负担的同时实现简短、精确的测评。以上测评形式均基于条目池的构建以覆盖被测量领域的全部范围。条目池有助于消除或大大降低低限效应和高限效应，并能够实现对不同健康状况人群(从极好到极差)的评估。PROMIS最初基于英语语言开发并翻译为西班牙语以促进其在美国的广泛使用。一直以来研究者对PROMIS翻译为其他语言版本的兴趣非常浓厚，截至目前，PROMIS已被翻译为70多种语言，各种简表和条目库的新翻译正在不断进行并迅速完成中。

本书向读者介绍了PROs、PROMIS以及位于上海的PROMIS中国中心(PNC‐China)等相关内容。PNC‐China一直是PROMIS国际健康组织(PHO)以及西北大学PROMIS技术中心的热心合作伙伴。中文版PROMIS条目库的翻译正在积极进行，部分已经完成并投入使用。以PROMIS的发展和方法学为基础，PNC‐China引领了PROMIS在中国的发展和应用，同时PNC‐China也为中国学者应用PROMIS解答相关问题和提供相关资源。本书将为任何想在中国使用PROMIS或其他PROs工具的学者提供最佳整体参考。

戴维·塞拉,博士

美国西北大学

PROMIS国际健康组织主席

Patient-reported outcomes (PRO) have become key in research and clinical applications to incorporate the patient's voice in healthcare. The overwhelming amount of (mainly disease-specific) PRO measures (PROMs) that have been developed in the past decades makes it difficult to select the best PROMs as they differ in content and quality.

Much preferred would be a core set of universally applicable PROMs. By applying item response theory, the PROMIS initiative developed a widely applicable, flexible, and sustainable system of PROMs for adults and children. The Chinese PROMIS National Center is committed to facilitate and promote the use of PROMIS in China. This book contributes to advancing the science and clinical application of PROMs and PROMIS in China.

Caroline Terwee
(former) President of PROMIS Health Organization
Board member of the PROMIS Health Organization

患者报告结局（patient-reported outcomes，PROs）已成为研究和临床应用的关键，在健康保健领域应该纳入患者的声音。过去的几十年发展了大量PROs测量工具（PROs measures，PROMs），主要是疾病特异性的测量工具，但因为这些工具的内容和质量均存在差异，使得在PROMs中做出最佳选择变得非常困难。

我们更倾向于一组普适的PROMs核心集合。通过应用项目反应理论，患者报告结局测量信息系统（patient-reported outcomes measurement information system，PROMIS）为成人和儿童提供了一个广泛适用、灵活且可持续的PROMs系统。PROMIS中国中心致力于促进和推广PROMIS在中国的应用。本书有助于促进PROMs和PROMIS在中国的理论发展和临床应用。

卡罗琳·特威

PROMIS国际健康组织（前）主席

PROMIS国际健康组织理事会成员

　　随着健康理念的不断更新,医学模式经历了几轮蜕变,逐渐形成了目前"以人为中心"的主流模式。我们关注和疗愈的不再仅仅是疾病本身,而是更关切作为"人"的基本感受。因此,倾听患者声音,站在患者的角度思考和实施照护,将患者报告结局(patient-reported outcomes,PROs)进行量化和标准化并纳入医疗结局,补充和赋能医疗决策,已逐渐成为医疗护理实践的重要组成部分。PROs 的结果将与客观指标、医护人员视角相辅相成,共同描绘完整的"人"与"健康"。

　　PROs 在健康领域已历经了数十年的发展,但如何将其应用于临床实践,仍是国内外的一个不小的难题。多年前我在加拿大多伦多参加了 PROs 的相关学术活动,就让我切身体会到临床医护人员和患者在 PROs 理念和实践上的鸿沟。彼时加拿大安大略省的几家医院已经进行了 5 年的 PROs 常规临床应用,因此邀请了医生、护士、患者等利益相关者一起,共同反思和探讨 PROs 的实践价值及其和预期价值的差距等问题。会议中,一位肿瘤科医生认为,在他的实践中,患者报告的疼痛和焦虑等症状,对医务人员而言是非常重要的,可帮助其做出干预决策,是值得报告的。但另外有很多症状并不值得报告,比如癌症相关的疲乏,几乎每一个癌症患者都会有疲乏的问题,但这是疾病必然伴随的,说与不说,知道与不知道,对临床决策意义不大。但这位医生的发言立刻遭到了在场的一位 6 年乳腺癌幸存者的强烈反对,她极其愤怒地表示,报告疲乏对她来说非常重要,因为健康的她是活泼好动的,癌症带来的疲乏使得她变得淡漠和无力,她觉得当她表达了疲乏,那么她很多貌似冷漠或不积极的表现都可以相应地被理解,这种因自我报告而获得的理解和懂得能让她感到释然和疗愈;另外,这也是她的感受能被有效倾听的一种方式,如果失去了报告疲乏的途径,她会感受不到照护的温暖,会觉得医护人员根本不在乎她,这将使得她非常伤心,因此,她表示强烈反对这位医生的观点。也正是这场医患之间的交锋让我意识到,患者和医务人员的关注点和理念是不同的,充分倾听患者的声音在"以人为中心"的医疗模式背景下是具有显著价值的,而如何高效地述说,如何正确地倾听,并将倾听到的声音真正转变为帮助决策的重要资源才是 PROs 落地临床的关键。因此,在医疗过程中,就更需要以科学、标准的 PROs 测量工具,在更广泛、更深入地挖掘医务人员和患者间交汇点的基础上,推动 PROs 在临床上的广泛应用。

而我和 PROs 的缘分则始于 2011 年和美国乔治·华盛顿大学帕梅拉·S.海因兹(Pamela S. Hinds)教授团队的合作。彼时她正在华盛顿儿童医院开展受 NIH 资助的多项 PROs 相关研究,而我也因此成为较早将 PROs 引进中国的学者。2018 年,我又有幸进入了患者报告结局测量信息系统(patient-reported outcome measurement information system,PROMIS)的国际研究团队。在当下以权威机构研发的大型 PROs 系统逐渐取代零散繁杂的 PROs 工具趋势下,这套由美国国立卫生研究院(National Institutes of Health,NIH)联合世界多所医学高校开发的 PROs 测量系统成为目前被世界范围内 PROs 领域研究广泛认可和推广的工具。从初识到深入,十余年的时间,我们愈发全面地了解 PROMIS 并成立了 PROMIS 国际联盟中国中心,致力于在我国广泛推广这套国际标准化的 PROs 工具,以实现我国 PROs 领域研究和临床实践与国际的接轨。

因此,在十余年研究的基础上,我们非常荣幸地推出这本《患者报告结局测量的理论与实践》,以期为读者勾画一幅 PROs 引领的健康测量变革的蓝

CONTENTS |目 录|

上篇 理 论 篇

下篇　实　践　篇

图,并共同打开 PROMIS 世界的一扇门。本书共 12 章,约 17 万字,分为理论篇和实践篇两个篇章。理论篇共 7 个章节,我们从 PROs 的基础理念和测量着手,从 PROs 的基础视角展现基于 PROs 的健康测量的理念、意义以及广泛的 PROs 测量工具的构建、评价和应用等。进而在对 PROs 形成基本认识的基础上,我们从理论上带领读者初识 PROMIS,包括 PROMIS 整体系统的概述、PROMIS 工具涉及的特别技术——认知性访谈、计算机自适应测试等的介绍、PROMIS 的翻译和文化调适,以及工具测量学评价等方面的内容。实践篇共 5 个章节,即从临床医务人员最为关注的实践角度,呈现 PROMIS 在当下信息化社会背景下的电子化应用,以及在不同人群和领域中的应用情况。最后介绍了 PROMIS 的国际管理、推广以及作为 PROMIS 中国中心的主要工作方向和现状,以寻求更多的临床合作。

　　本书在编写过程中获得了国内外众多患者报告结局领域专家及临床专家的大力支持。在此,我想向他们表达最诚挚的谢意和敬意。感谢为本书撰写序言的两位国际 PROMIS 领域专家,一位是来自美国西北大学社会医学系的戴维·塞拉(David Cella)教授,他所带领的团队是 PROMIS 的核心开发团队,是 PROMIS 测量学领域的权威,在我们对 PROMIS 进行翻译、文化调适、检验、应用等过程中给了我们莫大的帮助和支持!另外一位是来自荷兰阿姆斯特丹大学流行病学和数据科学系的卡罗琳·特威(Caroline Terwee)副教授,她同时也是前任 PROMIS 国际联盟主席,她的团队在荷兰对 PROMIS 工具的本土化应用为我国的 PROMIS 应用发展模式提供了极好的借鉴!感谢来自我国多家医院的护理专家作为本书顾问对本书实践篇内容编写的大力支持,她们为 PROs 和 PROMIS 在国内的快速推广和发展提供了丰沃的土壤;最后,感谢本书编委的我的团队的各位成员,他们的研究为 PROs 及 PROMIS 在我国的理论和实践发展注入了生命力,同时更为本书的问世倾注了大量心血和热情;感谢世界图书出版上海有限公司为本书顺利编写和出版给予的支持和帮助。此外,在编写过程中借鉴了本领域近年来各位专家的相关研究成果,在此一并向他们致谢!

促进现代医疗护理从"being there"转变为"being with"，这是我们倾听PROs 的最终目标，是我们未来实施照护和安慰的基础。衷心希望这本书能为广大读者打开通往患者报告结局世界的大门，愿在不远的将来，在广大医务工作者、科研人员等的共同努力下，PROs 能够实现在我国临床的常规应用，让患者的声音真正落地，变得有临床意义！

袁长蓉

2022 年 9 月

上篇

理论篇

第一章　患者报告结局概述

随着健康理念的不断发展，"以人为中心"的健康测量（person-centered health measure）成为近年来健康结局相关研究的主流和趋势。患者报告结局（patient-reported outcomes，PROs）是"以人为中心"的健康测量整体框架中的重要组成部分，和其他健康结局相互补充，提供来自患者视角的特有健康信息。随着"以人为中心"的理念进一步根植于健康研究和临床实践，PROs 将与实验室检查客观指标、医护人员专业视角相辅相成，共同描绘完整的"人"与"健康"。本章将从理念上介绍患者报告结局与健康测量，呈现 PROs 引领的健康测量新变革，同时简要介绍 PROs 的测量内容、应用和展望，以期为读者构筑 PROs 视角下的健康测量整体观，共同打开 PROs 世界的门。

第一节　患者报告结局与健康测量

一、健康测量的概念与发展

健康测量（health measure）始于人类对健康的认知，其发展也随着人类健康认知内涵和外延的不断拓展而更加深入和全面。过去，人们认为"人只要活着就是健康";而后生物医学模式兴起,无论是医护还是大众,普遍认为"健康就是没有疾病";随着生物医学模式向生物—心理—社会医学模式转变,以及近年来"以人为中心"的医学模式的提出,世界卫生组织(World Health Organization,WHO)将健康定义为"不仅是躯体没有疾病,还要具备心理健康、社会适应良好和有道德",基于此,针对健康的测量主要围绕生理、心理和社会适应这几个方面展开。临床医护人员、研究者及健康领域的其他从业人员也正越来越多地在他们的工作中使用"以人为中心"的健康测量。

健康测量是指通过医学技术方法和手段对健康进行客观和主观评价的过程,涉及多维度、复杂的指标体系及判别标准。健康测量的内容维度目前尚没有统一的界定,大部分学者倾向于将其分为生理健康、心理健康和社会健康三大维度。生理健康通常是指对人的体格、功能等的测量,如基于医学途径的生理指标测量(体温、血压等)或躯体功能健康状况的自测;心理健康的测量则包括行为模式的失调、心理紧张症状的频率和强度、心理完好度和生活满意度等内容,评价方法主要为人格测验、情绪与情感的测量、神经心理测验等;社会健康测量包括社会资源(支持)和人际关系等内容,常通过问卷调查和现场调查等方式进行测量。

尽管以人为中心的健康测量强调客观评价和主观体验的相互补充,但在临床实践中,相较于客观评价,患者的主观体验往往受到忽视。这种忽视体现在两大方面:第一,生理健康的主观测量尚不完善,且对其价值的认知尚不充分,生理健康的评价极大程度上依然依赖客观指标;第二,心理健康和社会健康的主观测量发展相对完备,但却极少被纳入临床的整体健康评价中。也就是说,患者作为自己的"健康第一责任人",他们产生的与其自身健康状态最为相关的声音却被长期忽视。这种被忽视的患者声音,主要表现在受我国传统文化的影响,医疗决策主要依赖实验室检查数据和医护专业决策,缺乏对患者主观体验的长期、系统收集和及时反馈,使得来自患者的极具临床价值的声音消失于临床。正是在这样的背景下,患者报告结局理念被提出,并致力于在健康相关研究和实践中放大患者声音,以期改善临床照护和研究质量,最终提升患者健康。

二、患者报告结局与健康测量

(一)患者报告结局的起源与定义

"患者报告结局"这一表述第一次出现在 20 世纪 40 年代晚期,自此该词的使用数量和频次大规模增长,其他类似的表述还有自我报告健康结局指标(self-reported health outcomes)、患者形成性指标(patient-generated outcomes)等。2000 年,"患者报告协调组织"会议召开,来自各国的健康测量领域专家共同提出,使用"患者报告结局(patient-reported outcomes,PROs)"作为专业术语。而后,2006 年,在美国食品药品管理局(Food and Drug Administration,FDA)颁布的《患者报告结局在医药产品标签申报中应用的行业指南(草案)》中,PROs 得到了规范化表述。

PROs 是一个泛指的术语,用来描述直接来自患者本身的有关自身健康状态的主观评价。美国 FDA 将其定义为"没有经过医生或其他人的解释,直接来自患者的有关患者健康状态的信息"。这些信息反映了患者对自身健康状况、功能状态以及治疗过程和效果的主观经历,往往无法由其他人员,包括观察者(如医护)和代言人(如照护者)提供的信息所代替。患者本人针对疾病、治疗照护、卫生保健服务模式等形成主观报告和评价,提供来自患者视角的独特感受和观点。

PROs 强调重视患者主观感受,是"以人为中心"的健康模式以及"以人为中心"的健康测量的理念落地,可为临床医护人员提供丰富而有价值的信息。其在提高临床照护水平、促进临床决策、增进医—患信任度以及提高患者满意度等方面均呈现出可观的效益,可信度和有效性日渐得到认可和重视,已成为近年来健康测量领域的研究热点和应用方向。

(二)患者报告结局引领的健康测量观念变革

1. 患者报告是主观体验的"金标准"

过去的普遍认识是患者报告过于主观,且易受多种因素的影响,如患者目前所处环境、心境等,患者在某些情况下会因某种原因故意夸大或缩小某些信息,导致患者报告的稳定性差,可信度存疑等。流行病学上即有"报告偏倚"的概念,也被称为"说谎偏倚",但这一词本身,或者说这一认知在一定程度上就带有专业人员视角下的"权威凝视"。一方面,患者作为这些感受和体验的亲历者,其报告的信息及其程度无论与专业人员的判断是否一致,都是患者本人当下最直觉、真实的状态。以症状这一主观事件为例,研究证实,患者报告往往提示更多样、更严重的症状,且可以补充观察者(医生、护士或照护者)评估无法提供的多角度细节。患者报告的信息和问题反映的恰恰是其对自身健康最关注的方面。一方面,相较专业人员更关注的生存率和治疗进展而言,患者更在乎的是诸如"我还能活多久""我还要受多少苦"以及"医生是否关心我的痛苦和感受,或者他们在听我说话吗?"之类的问题。只有当患者的关注和专业人员的关注达成一致,双方才能获得最大的健康效益;另一方面,患者报告领域的研究者也通过理论、技术手段的创新尽可能在构建测量工具时避免这种偏倚。如早期的心理测量学中,常通过条目乱序、反向计分条目、同一含义但不同表述的条目反复出现、同一条目不同应答选项的条目反复出现等手段避免患者在报告时隐藏真实信息;现代测量学则尝试通过计算机自适应测试(computer adaptive test,CATs)等技术降低测量负荷并获得稳定的测量结果。总的来说,越来越多的机构和学者认可并倡议,患者报告是评估和评价主观体验的标准方法。

观念的变革促使了相关政策的出台,政策的驱动也加速了理念变革。2009 年,美国 FDA 正式出台《患者报告结局在医药产品标签申报中应用的行业指南》,指出在临床疗效评价及药物试验报告中必须包括患者自我报告的健康结局指标,这也意味着 PROs 正式成为评价疗效和药物安全性的重要组成部分。同年,国际药物经济与疗效研究协会(International Society for Pharmacoeconomics and Outcomes Research,ISPOR)、英国国家医疗服务系统(National Health Service,NHS)等多个组织共同倡议,临床疗效评价方案应包括临床医务人员报告资料、生理实验室指标报告资料、护理人员报告资料、患者报告资料(包括家属)4 个方面的内容。2021 年,我国国家药监局也发布了《以临床价值为导向的抗肿瘤药物临床研发指导原则》，明确指出倾听患者声音，回归患者群体，在深入挖掘患者需求的基础上研发和评价药物。

2. 儿童的声音同样值得被倾听

尽管在成年患者群体中倾听患者声音已得到一定关注，但对于儿童患者来说，倾听儿童的声音并没有达到与成人同样的受重视水平。2003 年，美国签署了儿科研究平等法案（Pediatric Research Equity Act，PREA），允许儿童患者参与对儿童患者本身或临床治疗提高有重大意义的临床试验中，试图从政策层面提升对儿童 PROs 的重视。尽管如此，目前儿科门诊和病房中，医/护—患沟通最常见的场景仍是家长"抢答"。这一现象背后实则体现了目前的普遍认知对儿童 PROs 的两大顾虑。第一，儿童报告的信息是否可靠？同样以症状为例，复旦大学袁长蓉教授团队前期研究发现，儿童和家长的报告尽管呈中高度相关，但仍存在差异。一般来说，家长会过度评价孩子的健康问题，放大孩子的健康困扰。国外也有研究显示，对存在慢性健康状况的儿童来说，家长对儿童心理健康和主观幸福感的评价低于儿童的自我报告；相反，对于健康的儿童，评价则高于儿童自我报告。因此，无论是成人还是儿童，PROs 理念都认为应倾听"第一当事人"的声音，相信只有他们本人的感受才是最真实、敏感的。第二，儿童是否能理解其所需报告的内容？从理论角度来说，为保证儿童准确理解报告内容，用于 PROs 收集的所有工具，包括但不限于患者报告结局测量（patient-reported outcomes measures，PROMs）工具，均应经过严格的认知性访谈（cognitive interview，CI），这一部分内容将在后续章节中详述。从实践角度来说，基于我们上千例的实地调研发现，同样的调查内容，家长用时远长于儿童自身。家长往往会对某个评估内容展开多个联想和前提假设，但儿童则会根据当下感受快速给出第一反应，这其实就是最真实的报告结果。从成人的视角去臆想、判断儿童的世界，这本身就是武断的。尝试真正去倾听，让儿童的感受和声音真正被融入治疗和照护，这是儿童 PROs 最终的目的和意义。

第二节　患者报告结局的测量、应用和展望

一、患者报告结局的测量

(一)患者报告结局的测量内容

PROs 的测量内容非常广泛,常见的 PROs 包括健康相关生活质量(health related quality of life,HRQoL)、症状(symptoms)、功能(functions)、治疗的依从性(adherence),还包括绩效评价内容,如满意度(satisfaction)、治疗的感知价值(perceived value)等。它既可以是单一指标,如疼痛,可通过自我报告的形式评价其发作频率、程度、部位、困扰及变化等;也可以是反映患者整体状态的系列指标,即在疾病中患者的整体状态,如乳腺癌患者在化疗期间,食欲、疲乏、焦虑、睡眠、上肢水肿等整体变化的情况。从单一指标(如某一症状)到多维度指标(如 HRQoL),可分为以下几类:① 疾病相关体验及其对日常生活和社会功能产生的影响,如日常生活变化、社会角色、自尊和行为表现的影响等;② 包括性质、强度、对功能的影响在内的症状相关信息,如疼痛、腹泻、睡眠、疲乏等。不同症状可能产生不愉快的体验,如疲乏对日常生活的影响;③ 患者报告的绩效评价(PROs-performance,PROs‐PM),对于不同治疗效果以及医疗机构提供服务的表现也可通过 PROs 进行测量。最常见的如住院患者满意度评价等。目前患者对治疗满意度已经成为许多 PROs 量表的重要内容和组成部分;④ 患者对于某一治疗措施的依从性,如用药依从性。高血压、糖尿病等慢性疾病需要长期进行药物治疗,用药对于临床结局具有重要影响,此时用药依从性就显得至关重要;⑤ HRQoL。HRQoL 的评估较为复杂,需同时提供多角度多维度的有关生活质量的信息,如简明生活质量量表(short form 36 questionnaire,SF‐36),涉及躯体功能、疼痛、社会功能以及心理健康等 8 个领域;⑥ 患者对于医患沟通、合作以及治疗相关资源获得等方面的报告。

（二）患者报告结局的测量方法

不管报告的具体内容如何，PROs 的共同特征就是以患者的视角为出发点，因此，口述历史、讨论、认知性访谈、问卷调查或网络调查都可以是收集 PROs 信息的有效方式。但相较于这些方式，正式、规范的评估工具会更加可靠。PROMs 就是评价和量化 PROs 的工具，指任何用于评估患者健康状况、健康行为或健康照护体验的标准化、结构化的测量工具。通过将主观体验转化为定量数据，PROMs 可以实现对不同患者主观健康结局的比较。PROMs 对 PROs 的测量具有重要意义，良好的测量性能则是 PROMs 应用的必要条件，是保障 PROs 测量准确、可靠的重要前提。

根据测量的范围，PROMs 可分为特异性和普适性测量两类。特异性量表是特定针对某一种疾病、症状或功能状况评价所开发，而普适性量表可适用于健康人群或多种疾病人群。普适性 PROMs 正在不断发展中，如美国 NIH 牵头研制的患者报告结局测量信息系统（patient-reported outcomes measurement information system，PROMIS），就是一个适用于各类疾病或健康状态下主要症状和功能测量的系统。从实践的角度来看，一套测量工具如果能够适用于所有的疾病和健康状态的测量，则对于"异病同治"或"同病异治"评价结果的可比性就具有重要意义。

根据测量的形式，PROMs 可分为纸质和电子化测量两类。随着智能手机、平板电脑等电子产品的普及，越来越多的 PROMs 以电子化形式呈现。电子载体工具的便携性使 PROs 数据的获取较传统纸质工具拥有了更多的应用场景，有效提高了信息获取的及时性、高效性和丰富性，尤其弥补了传统方式对人力消耗、院外远程监控及管理等方面的不足。

二、患者报告结局的应用

（一）PROs 用于干预效果评价

PROs 是治疗效果评价的常用指标之一，尤其是在生物学指标"失灵"、终点指标远不可及，而患者的自我感受又是主要或唯一的疾病变化指征时，PROs 甚至可以作为临床试验中评估疗效的关键指标。当干预措施主要针对改善患者的主观症状时,PROs 可以作为主要替代指标,例如通过对类风湿关节炎老年患者和年轻患者报告的临床结局对比,将自我报告的身体功能作为了主要替代指标进行了对依那西普(etanercept)治疗类风湿关节炎效果的评价。有研究者总结了 2005—2007 年间收录在 PubMed 中的运用 PROs 作为类风湿关节炎评价指标的临床试验,共计 109 篇,这些临床试验大多数运用了综合性的 PROs 来反映疗效,从自我报告的不同领域变化测量来评估干预措施的效果。PROs 作为疗效评估的指标已得到越来越多的认同和应用。此外,在没有明确疾病诊断的情况下,PROs 对普通人健康状况的测量是比较可靠和可被接受的评价指标。如处于亚健康状态的人群伴有疲劳综合征,此时还没有可以被检测到的"疾病"指标,只有通过 PROs 从患者的角度对干预效果进行评价。对于一些功能性疾病,如胃肠功能紊乱、更年期综合征、性功能障碍、失眠等,PROs 评价也常常是唯一或特异性的证据。

(二)PROs 用于不良反应监测

除了疾病本身,疾病治疗也会导致一系列不良反应,影响患者的健康状态,这在癌症患者中尤为明显。以化疗为例,癌症患者可能会因为化疗药物而产生各种各样的不良反应,如疲乏、食欲不振—恶心—呕吐症状群、脱发等,还常伴随心理困扰,如焦虑、抑郁、复发恐惧等。有学者分析了美国国家癌症研究所(National Cancer Institute,NCI)的临床试验数据后,认为患者报告的主观经历数据可能比常规安全性信息更为可靠和有效。通过 PROs 系统化地收集治疗不良反应相关信息以及动态变化,可扩大数据收集的范围和质量,从而进一步完善癌症不良事件的报告和监测。

(三)PROs 用于辅助治疗决策

从患者角度出发、了解患者所关心的问题,才能帮助医护人员做出更符合患者期望和偏好的治疗决策。以治疗地点的选择为例,有研究者围绕结直肠癌手术患者应该采取居家化疗还是医院化疗展开了研究,收集了患者满意度数据,同时根据医院收费记录,从社会经济学角度估算并比较了居家化疗和医院化疗的平均每次化疗费用。结果显示患者对居家化疗的满意度显著高于医院化疗,此外,与医院化疗相比,居家化疗每次平均费用降低了 16.6%(费用减少最多的是医疗费用,其次是照顾者机会成本)。居家化疗满意度高、经济成本低,提示居家化疗对于具备条件的直肠癌患者更为优选。

综上,PROs 是从患者角度反映其健康和治疗相关状况的重要依据,对于判断疾病、人体健康状态变化以及疾病轻重程度、干预措施的有效性、安全性都有非常重要的理论和实践意义。随着 PROs 应用的广泛与研究的深入,其新的应用领域还将被不断地发现与挖掘。

三、患者报告结局的应用展望

(一)患者报告结局改善患者体验

PROs 的趋势之一是从基于研究目的的数据收集向临床常规实践转换。多项研究也已经证实,将 PROs 作为临床诊疗和护理常规有助于帮助医护人员挖掘患者的真实需求,尽早发现和识别患者在疾病过程中易被忽视的问题,从而提供及时的针对性干预。加拿大公主玛格丽特癌症中心(Princess Margaret Cancer Centre,PMCC)研发的"困扰评估和反馈系统(Distress Assessment Response Tool,DART)"是目前较成熟的将 PROs 纳入临床评估常规的临床应用项目。患者在门诊就诊时通过院方提供的平板电脑以就诊卡号及生日登录 DART 系统,完成所有评估后,相关信息即被保存在患者个人医疗记录中,医生可进行即时浏览。项目开展至今,患者的就医体验,尤其是医—患沟通体验显著改善。笔者团队也尝试将 PROs 收集工具嵌入医院的门诊预约挂号微信公众号,患者在就诊前可填写相关信息,提前"预告"自己的健康状态和需重点关注的内容。PROs 数据的临床常规收集不仅有助于提升患者体验,更是数据持续累积的过程,为日后开展结合 PROs 健康大数据的相关研究奠定了基础。

(二)患者报告结局助力健康大数据

2016 年 6 月国务院办公厅在《关于促进和规范健康医疗大数据应用发展的指导意见》中指出"健康医疗大数据是国家重要的基础性战略资源",致力于规范和推动健康医疗大数据融合共享、开放应用。PROs 数据是健康大数据的重要组成部分,其深度挖掘和应用可在多个层面上用于指导患者照护的研究和实践。如利用临床常规收集的 PROs 数据库形成症状预警,实现症状的早期识别和干预;作为预测模型的结局指标或预测指标识别在医疗照护需求上处于优先级的群体和个体;作为证据来源之一构建大数据决策辅助支持系统等。以乳腺癌为例,症状作为患者的主观体验,其管理是乳腺癌救治和康复过程中的关键环节之一。不同患者在不同阶段出现的症状、可能的困扰和适宜的解决方案不尽相同。基于大数据发现患者不同的症状发生发展规律,并基于不同规律的不同特征推荐个性化方案辅助预防和干预成为症状管理的新思路。其中,针对推荐系统所依赖的大数据,本团队融入了患者自我报告的症状体验数据,并在此基础上统筹收集包括患者的临床数据和健康相关生活数据,以全面探索、挖掘乳腺癌患者的症状规律,实现症状的过去重现、现状解释和未来预测。

PROs 进一步补充和完善了现有的健康大数据,而大数据及大数据技术的发展也为 PROs 的相关研究和实践带来了新的思路和机遇。值得指出的是,以上研究及实践均要求我们在设计初始即考虑到 PROs 在其中的角色及作用,达到患者临床数据、生活数据和自我报告数据等各类数据的相匹配,才能完整地描绘患者的"数字画像"。因此在 PROs 收集的顶层设计上需要研究者和临床工作者的通力合作和细致考虑。此外,在 PROs 数据与其他数据相结合形成健康大数据的过程中,由于大数据对患者个体精准定位的特性,数据匿名化存储及共享尤其重要。只有在保障患者信息安全和隐私的前提下,结合了 PROs 的健康大数据才能在智能决策、精准干预等领域有可为,并最终提升患者体验和照护质量,节约医疗资源。

(袁长蓉,吴傅蕾,倪飞霞)

参考文献

[1] 孙辉,王海银,金春林.发展以价值为导向的医保支付模式:健康结果测量方法、进展与启示[J].中国卫生经济,2021,40(1):41.

[2] 刘砚燕,陈如男,姚静静,等.患者报告结局的国内外研究进展[J].现代预防医学,2013,40(12):2268.

[3] Porterm E. What is value in health care? [J]. N Engl J Med,2010,363(26):2477

［4］ Sloan J A，Halyard M Y，Frost M H，et al. The Mayo Clinic manuscript series relative to the discussion，dissemination，and operationalization of the Food and Drug Administration guidance on patient-reported outcomes［J］. Value Health，2007，10 (Suppl 2)：S59.

［5］ Kalyoncu U，Dougados M，Daurès J P，et al. Reporting of patient-reported outcomes in recent trials in rheumatoid arthritis：a systematic literature review［J］. Ann Rheum Dis. 2009，68(2)：183.

［6］ Schiff M H，Yu E B，Weinblatt M E，et al. Long-term experience with etanercept in the treatment of rheumatoid arthritis in elderly and younger patients：patient-reported outcomes from multiple controlled and open-label extension studies［J］. Drugs Aging，2006，23(2)：167.

［7］ Brundage M，Osoba D，Bezjak A，et al. Lessons learned in the assessment of health-related quality of life：selected examples from the National Cancer Institute of Canada Clinical Trials Group［J］. J Clin Oncol，2007，25(32)：5078.

［8］ Joo E H，Rha S Y，Ahn J B，et al. Economic and patient-reported outcomes of outpatient home-based versus inpatient hospital-based chemotherapy for patients with colorectal cancer［J］. Support Care Cancer，2011，19(7)：971.

第二章 患者报告结局测量工具

　　患者报告结局测量工具（patient-reported outcome measures，PROMs）是评价和量化 PROs 的工具，指任何用于评估患者健康状况、健康行为或健康照护体验的标准化、结构化的问卷。使用这种结构化、标准化的 PROMs 工具将产生定量数据从而实现对患者不同自我报告健康结局的比较。自 2000年 PROs 术语在患者报告结局协调组织（PRO Harmonization Group）协调会议上产生，并于 2002 年由美国食品药品监督管理局（Food and Drug Administration，FDA）对 PROs 进行正式概念界定后，相应的 PROMs 工具也开始启动研制。作为 PROs 理念的临床落地形式，PROMs 是助力临床医生倾听患者声音，并在医疗决策中纳入患者感受的强有力工具。截至目前，PROMs 工具数量众多，有来自研究者个人研制的单个量表，也有来自某一学术组织/协会，如欧洲癌症研究与治疗组织（European Organization for Research and Treatment）研制的癌症患者生活质量系列量表，以及国家层面启动的大型 PROMs 研制与临床应用项目。

　　面对众多的 PROMs 工具，如何高效地选择可靠、可信的工具也已成为近年来的研究热点之一。本章主要介绍 PROMs 工具的分类和选择、质量评价以及目前国内外 PROMs 工具的大型研制及临床应用项目。帮助研究者根据研究目的、目标人群等，依据相应的规范选择合适的、高质量的 PROMs 工具开展研究，以确保评估结果的可靠性和可信度。

第一节　患者报告结局测量工具的分类与选择

患者报告结局(patient-reported outcomes，PROs)相关研究的成功很大程度上取决于是否选择了一个合适的 PROMs 工具。随着研制的 PROMs 工具逐年增多，如何进行工具的选择就成为新的挑战和研究热点。法国于 2002年成立了患者报告结局和生活质量量表数据库(patient-reported outcome and quality of life instruments database，PROQOLID)，其宗旨就在于帮助研究者、医生、健康组织等检索和选择适合自己的 PROMs 工具。截至目前，该数据库已收录了超过 2 300 个临床结局相关的评估工具。PROMs 不仅种类繁多，而且存在质量参差不齐的问题。对同一个 PROs 概念，不同研究者甚至研发了不同的 PROMs。如 2015 年林德特(Lindert)等学者的一篇系统综述结果显示，针对患者主观幸福感(subjective well-being)的测量量表就有 60 种，条目从 1～100 不等。因此，如何在众多的量表中选择合适的 PROMs，是开展 PROs 相关研究需要解决的首要问题。本节将主要介绍 PROMs 工具的分类和选择方法。

一、患者报告结局测量工具的分类

在选择合适的 PROMs 工具用于研究之前，研究者需首先明确工具的所属类型。PROMs 的分类有多种方法，根据测量概念分为：整体健康工具、症状类工具、功能工具(生理、心理、社会)、治疗满意度工具、依从性工具。根据测评方式可分为访谈类、自我评价、纸笔测试和基于电子网络平台的电子化测试。此外，还可以根据测评目的、工具的条目数、测评对象、反应等级等进行分类。随着 PROMs 工具数量的日益增多，不同学者提出了不同的分类系统来全面系统地描述 PROMs 工具的不同种类。本节将主要介绍患者报告结局测量信息系统(patient-reported outcomes measurement information system，PROMIS)专家组提出的 PROMs 分类方法。该分类方法主要从 PROs 数据来源、测评形式、数据收集方式等对 PROMs 工具进行了分类(表 2 - 1)。

表 2 - 1　PROMIS 专家组提出的 PROMs 分类方法及优缺点

分类方法	主 要 特 点	主 要 优 点	主 要 缺 点
报告来源			
自我报告	本人报告自我健康结局	• 本人是自我感受的专家	• 由于个体存在认知功能/沟通障碍/年龄等差异,该方式并不总是可行的
代言人报告	报告他人健康结局	• 当研究对象无法自我报告时很有用,能够提供补充信息	• 可能不能够准确反应他人主观感受
填写模式			
患者自己	本人独立填写量表各条目	• 经济有效 • 可能带来更多参与者 • 可按照自己节奏进行填写	• 存在缺失项的可能 • 适用于简单的调研设计(如无或很少有问题跳转)
访谈者	由访谈者采用问答方式填写量表各条目	• 适用于较复杂的调研设计(如,有比较多的问题跳转); • 当研究对象存在阅读、写作或视力障碍时很有用	• 人力成本较高 • 可能存在偏倚(访谈者偏倚,社会期许偏倚,默认反应)
测评形式			
纸笔	采用传统纸和笔填写量表	• 经济有效	• 容易出现数据录入错误 • 数据录入与计分花费时间较多 • 难以嵌入 EHR[a]
电子化	采用基于电话或计算机平台开展调研	• 交互式 • 切实有效 • 对社交不良行为增加了舒适度 • 最大程度地减少数据录入错误 • 即时计分,反馈 • 适合嵌入 EHR[a]	• 成本较高 • 对技术可能产生不适应 • 可访问性问题 • 测量等价性问题

续　表

分类方法	主要特点	主要优点	主要缺点
报告地点			
医院门诊	在看门诊时完成 PROMs 量表	• 实时评估健康状态 • 有效使用电子健康管理方式	• 影响门诊流量 • 可能因中断导致数据缺失 • 可能增加患者焦虑 • 增加工作人员负担
居家	在看门诊之前在家完成 PROMs 量表	• 最大程度减少对门诊流量的影响 • 最大程度减少工作人员负担	• 可访问性 • 健康信息隐私问题 • 数据安全问题 • 患者安全问题
其他	在其他地点如社区、康复中心等完成 PROMs 量表	• 有效使用电子健康管理方式	• 可能因认知障碍而需要代言人进行 PROMs 报告
计分方式			
经典测量理论 原始分		• 易于实现和理解	• 必须完成所有条目
现代测量理论 分数转换		• 能够使用 CATsᵇ 测评形式（针对性的条目） • 更少的条目同时更好的精确性	• 难以实现和理解

a. 电子健康档案（electronic health record，EHR）；

b. 计算机自适应测试（computerized adaptive tests，CATs）

　　一般来说，患者本人是自我主观健康感受的第一手信息来源，理论上，所有 PROMs 工具应该直接由患者本人独立进行填写。但是，某些患者因认知功能障碍或沟通交流障碍或文化程度较低等原因，无法独立完成量表的填写。直接排除这类患者则可能导致因研究对象选择偏倚所带来的研究结果偏倚，因此这种情况下可以考虑由患者代言人替代报告。一般代言人是患者的主要照护者如父母、配偶、其他家庭成员或护工等。对于年龄较小的儿童，一般由其父母作为代言人进行报告。所以,在儿童 PROMIS 测量系统中,对于同一个量表,一般包含两个版本,即儿童报告版和代言人报告版。

在测评形式上,传统的纸笔形式一直占据 PROMs 测评的主流方式,随着近年来信息化技术的发展,PROMs 电子化测评形式发展越来越成熟。电子化方式能够更加高效地进行数据收集,最大程度降低人工数据录入带来的错误,且评估完成后即可获得即时的结果反馈。因此,国际上一些医院已实现将 PROMs 电子化测评形式融入医院的电子病历系统,患者在就诊时填写 PROMs,以补充来自患者的主观感受资料,并实现对患者 PROs 健康数据的全程信息化管理。另外,通过移动医疗信息技术开发 PROMs 报告患者端,患者在每次就诊前可提前居家完成测评并传达至医生端,大大节省了就诊时间,减轻了医生的问诊负担,提高了单位时间内门诊的有效流量。

另外,量表研制所基于的测量学理论经历了经典测量学理论(classical test theory,CTT)和现代测量学理论如项目反应理论(item response theory,IRT)的不同阶段,因此在计分方式上分为基于 CTT 和基于 IRT 的计分方法。基于 CTT 的计分要求所有被试者完成相同测评条目且需要完成所有条目以计算总分或加权分,属于测试结果依赖性 PROMs;基于 IRT 的计分则实现了非测试依赖性的测量,即只要条目的难度与被试者的能力水平相当,即可基于不同的条目来估计被试者的潜在特质。IRT 允许基于计算机自适应的测量形式,针对不同被试者提供相对应的条目内容、顺序和数量,因此 IRT 可用较少条目实现精确测量。当然,基于 IRT 的计分方式较之 CTT 而言也相对复杂和较难理解。

总之,PROMs 的分类可为研究者选择合适的 PROMs 工具提供参考,研究者可根据研究目的,结合研究对象特点、不同测评形式的优缺点等,综合考虑,选择适合的 PROMs 开展研究。

二、患者报告结局测量工具的选择

为更好地指导研究者从繁杂的 PROMs 中选择合适的测量工具,2013 年 11 月至 2014 年 10 月,基于共识的健康测量工具选择标准(consensus-based standards for the selection of health measurement instruments，COSMIN）指导委员会基于国际德尔菲专家咨询，制定了测量工具选择指南，通过标准化的步骤来帮助研究者和医护人员选择最优 PROMs 工具。该指南共包含以下 4 个步骤（图 2 - 1）。

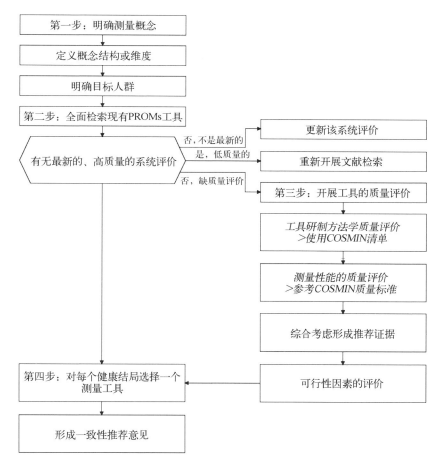

图 2 - 1　COSMIN 专家组制定的 PROMs 工具选择流程

（一）第 1 步：明确测量概念

在检索 PROMs 工具之前，需首先明确要测量的结局变量的概念结构或维度，以及明确目标人群，包括年龄、性别、疾病特征等。且最好对要测量的概念结构和目标人群进行详细描述。例如要测量的结局是"疼痛",在选择一个合适的疼痛评估工具前,需要对"疼痛"这一概念的结构进行更详细的描述,比如感兴趣的是疼痛的强度,还是疼痛对个体活动的影响等。对于目标人群,则建议按照年龄、性别、疾病特点等进行不同应用情境下的考虑,比如儿童和成人应考虑采用不同的量表。

(二)第2步:全面检索现有工具

可通过3个途径全面检索现有研究工具,包括系统评价、文献检索和其他途径。COSMIN 推荐研究者直接参考现有的、高质量的、最新的测量工具系统评价来选择合适的 PROMs。COSMIN 工作组专门建立 COSMIN 测量工具系统评价数据库(http://database.cosmin.nl/)供研究者检索。目前该数据库已经收录了1 142篇系统评价,并且在持续更新中。但如果某一工具的系统评价不是最新的或者研究质量不高,则需要重新检索文献对该系统评价进行更新。如无相关的系统评价,则建议根据 COSMIN 系统评价指南增加新的系统评价。一个全面系统的文献检索是查找到现有所有工具的前提,一般通过待测概念、目标人群、工具类型、测量性能4个要素来检索相应的 PROMs 文献。其他检索途径则包括在线数据库如 PROQOLID 数据库(http://www.proqolid.org/)、书籍、会议纪要、引文等。一般来说这些途径可以作为备选,因为大多数的高质量 PROMs 工具都会在系统性地文献检索过程中被找到。

(三)第3步:开展测量工具的质量评价

对第2步中检索到的每一个 PROMs 工具分别开展质量评价,包含两个部分的评价:① 对工具研制方法学的质量评价;② 对工具本身的测量性能包括可行性方面进行质量评价。

推荐采用 COSMIN 偏倚风险清单(COSMIN risk of bias checklist)对每个 PROMs 工具的研制过程(如测量概念的理论框架、条目形成过程、认知性访谈等)进行方法学的质量评价,评分从非常好、充分、不确定到不足。

该清单同时包含 PROMs 工具9个方面的测量性能评价,包括内容效度、结构效度、内部一致性、跨文化效度/测量等价性、信度、测量误差(重测信度)、效标效度、聚合效度/区分效度、反应度。COSMIN 认为内容效度是最重要的测量性能,其次是结构效度和内部一致性,然后是其他的性能指标。具体的评价方法可参考本章第三节。

在选择 PROMs 时还需要考虑可行性方面,主要可从以下几个方面考虑:患者的可理解度、可接受度、可解释性、实施的难易程度、工具的测量长度、完成时间、标准化程度、工具类型、测量形式、不同应用场景下的可用性、计分难易程度、版权及成本等各方面因素。

(四)第 4 步:形成工具选择的一致性意见

通过以上质量评价过程形成每个 PROMs 工具的推荐证据,并综合考虑可行性因素选择最佳测量工具。COSMIN 专家组建议研究者召开利益相关人群工作会议,以面对面讨论加投票的方式,达成对 PROMs 工具的一致性选择意见。

一般对同一个测量概念只选择一个最优 PROMs 工具即可,但也需要考虑到目标人群的特点,比如测量疼痛,儿童和成人应选择不同的疼痛测量工具。理想情况下,一个好的 PROMs 工具所有的测量性能均有高质量的研究证据证明,但实际情况下往往缺乏部分证据。COSMIN 专家组认为,一个 PROMs 工具至少要有高质量的证据证明其有良好的内容效度和良好的内部一致性,研究者才可以考虑使用。如果缺乏相关证据,则应进一步开展测量性能的评价研究或者遵循严格的 PROMs 研制过程研发新的 PROMs 工具。

另外需要特别指出的是,大多数中文版本 PROMs 量表是来自国外译制,如果经过全面检索后,某工具尚无中文版本,则需要在应用前遵循严谨的步骤开展中文版本的翻译与文化调适(详见本书第六章),并在中国人群中完善该工具的测量性能评价研究。

第二节 患者报告结局测量工具的质量评价

近年来基于临床和研究对 PROs 数据的需求,大量 PROMs 被开发出来并在临床上应用于健康评估,但多年的发展下 PROMs 工具质量参差不齐,如何对 PROMs 工具进行科学评价并选出最佳工具，成为保障高质量 PROs 相关实践和研究的关键因素，而选择最合适的 PROMs 工具质量评价标准是科学选择 PROMs 工具的前提。本节主要介绍几种目前常用的 PROMs 质量评价工具。

一、医疗结局信托科学咨询委员会标准

医疗结局信托科学咨询委员会（Medical Outcomes Trust-Scientific Advisory Committee，MOT‑SAC）标准是面向普适生活质量及健康状态相关量表或问卷的评价建议，也适用于 PROMs 工具评价。1996 年 MOT‑SAC 基于专家经验发布了第一版评价标准，目前通用的是 2002 年改进后的第二版。MOT‑SAC 标准第二版要求对目标工具的 8 个关键属性进行评价，包括概念和测量模型、信度、效度、反应性、可解释性、应答和管理负担、可选择的模式，以及文化和语言适应性（翻译），采用评价者主观定性方式评价。

MOT‑SAC 标准是 PROMs 工具质量评价领域出现较早且较为系统全面的标准，该标准的出现极大增强了人们对使用这类基于患者主观报告数据的测量工具的信心。但该标准对关键属性的评价仍是定性的、主观的，无法实现标准化评估，这可能会造成不同领域或不同水平的使用者对测量工具的评价结果有较大的主观不一致性。

二、美国药品与食品监督局指南

美国药品与食品监督局（FDA）指南于 2006 年发布该指南草案，并于 2009 年发布正式版本，与 MOT‑SAC 相比其涵盖了更广泛的评价内容，包括对 PROMs 工具的开发流程、工具特点、选择标准、工具修改、工具应用于特殊人群时的注意事项，以及对其应用于相关临床研究的设计、数据分析等。其中，针对 PROMs 工具的评估和选择，FDA 指南提出 PROMs 工具性能主要取决于工具特征、概念框架、内容效度和其他测量属性。评估顺序和重点包括：① 最先评估 PROMs 工具的内容效度，内容效度的评估应当包括工具条目生成的来源及过程，数据采集方法和工具的实施模式，应答回忆期，应答的选项，

工具的格式、说明和培训，患者的理解，条目及维度得分，应答和实施负担；② 完成内容效度评价后对工具的概念框架进行评价，主要评估内容为：工具的条目和维度产生的过程是否符合其开发时基于的概念框架？条目之间、条目和维度之间、维度之间的关系，以及总体概念是否一致？ 等；③ 其他测量属性主要包括信度、效度和识别变化的能力，即反应性。其中，信度主要的评估属性包括重测信度和研究者内部一致性信度；效度主要是建构效度和效标效度。FDA 指南采用定性描述的方法对评估的内容、标准和推荐方法等提出建议。

FDA 指南已经成为科学而全面的大型评价标准系统，其特点在于主要面向的是 PROMs 工具开发者，评估已有工具的相关内容是混合在开发过程中进行描述的。但也导致了脉络稍欠清晰，且 FDA 指南对 PROMs 工具的评价标准也是定性描述的，在标准化评价方面尚有不足。

三、患者报告结局测量评估

患者报告结局测量评估（evaluating the measurement of patient-reported outcomes，EMPRO）是基于第二版 MOT - SAC 标准形成的，融入了测量工具研发的最新进展，同时将 MOT - SAC 标准提炼为独立清晰的可量化的评价条目，并基于指南与研究评价评审工具（appraisal of guidelines research and evaluation，AGREE）形成了 EMPRO 工具的标准化格式。EMPRO 同样针对工具的 8 个关键属性进行评价，但形成了更具操作性的质量评价条目。EMPRO 共包括 39 个条目，评价内容包括概念和测量模型（7 条目）、信度（8 条目）、效度（6 条目）、反应性（3 条目）、可解释性（3 条目）、实施负担（7 条目）、可选择的实施模式（2 条目）、跨文化和语言适应（3 条目），均采用 Likert 4 级评分，各维度分数由条目平均分表示。另外还包括了一个总评条目，要求评价者为所评价的 PROMs 工具提供一个综合的建议，包括"强烈推荐""带有条件的推荐或修改后推荐""不推荐"以及"不确定"，并注明原因。并建议对关键属性评价和工具总体评价分开解读。

EMPRO 基于 MOT - SAC 发展而来，但在标准化和实操性等方面实现了极大的改进。但目前针对 EMPRO 建构效度的假设检验方法仍有待探讨，另外，由于 EMPRO 发展时限尚短，因此其随时间推移的反应度尚不明确。

四、基于共识的健康测量工具选择标准

基于共识的健康测量工具选择标准（COSMIN）指南聚焦于对 PROMs 工具系统评价的指导，以及形成对 PROMs 工具的最终推荐意见。指南提出 PROMs 工具测量属性评价包括 3 个步骤：① 首先使用 COSMIN 风险偏倚评估清单对纳入的关于某 PROMs 工具测量属性的相关文献的偏倚风险进行评估。评估清单要求按照顺序对其内容效度、内部结构和其他测量属性共 10 个项目进行评价。内容效度包括 PROM 开发、内容效度 2 个项目，内部结构包含结构效度、内部一致性、跨文化效度/测量不变性 3 个项目，其他属性包括信度、测量误差、校标效度、建构效度的假设检验、反应性 5 个项目，条目采用 5 级评分，每个框目最终的综合评价采用"最低评价法"，即以所有条目中最低的评价为准；② 第二步使用 COSMIN 的"测量属性良好标准（updated criteria for good measurement properties）"对 PROMs 工具每种测量属性的证据质量进行评价。即在第一步对文献进行风险评估之后进一步提取文献信息，根据"测量属性良好标准"提供的指标参考值，对各测量属性进行"充分（＋）""不充分（－）"和"不确定（？）"的评价；③ 第三步汇总每种测量属性的评价结果，并基于建议、评估、开发、评价等级系统（grading of recommendations，assessment，development，and evaluation，GRADE）形成证据质量的推荐等级。指南提出 PROMs 工具选择应进一步评价其总体可解释性和适用性。最后针对研究领域将 PROMs 工具进行推荐等级的分类，分为 A 类推荐使用；B 类有应用潜力，仍需进一步评估；C 类不推荐使用。

COSMIN 指南主要用于指导研究者对目标领域 PROMs 工具进行基于证据的系统评价。但目前证据质量评价中样本量的要求是基于经验的，对不同文献的工具测量属性评价结果的汇总方法不足，基于 GRADE 的升级标准尚不能定义等，也是目前存在的主要问题。

以上 4 种主要的 PROMs 工具质量评价标准的评估比较总结为表 2 - 2。

表 2 - 2 4 种 PROMs 工具质量评价标准评价主要内容

		其他效度			信 度		其他测量学属性				
概念框架	内容效度	建构效度（假设检验）	校标效度	结构效度	重测信度	内部一致性信度	工具的实施形式	反应和实施负担	可解释性	跨文化和语言适应	测量误差
MOT-SAC	★	★	/	★	★	★（未细分）	★	★	★	★	/	
FDA	★	★	★	★	★	★	★	★	★	★	/
EMPRO	★	★	★	★	★	★	★	★	★	★	/
COSMIN	★	★	★	★	★	★	★	/	★（适用性）	★	★	★

五、其他评价标准或工具

除以上几种具备代表性且应用广泛的评价标准之外，还有很多其他机构发布的标准，比如美国的国家质量论坛（Nation Quality Forum，NQF）的患者报告结局（PROs）应用测量指导文件、欧洲药品管理局（European Medicines Agency，EMA）的药品评价中使用健康相关生活质量（HRQL）测量的指导白皮书、PROMIS 测量工具研制和心理测量学评价的科学基本标准、国际生存质量协会（International Society for Quality of Life Research，ISOQOL）的"PROs 基本推荐标准"等。研究者提出，对于评价标准的选择绝非简单地由评价方式或内容的数量等决定，应根据不同标准在评价内容、方法、形式和应用等方面寻找不同的侧重点，并综合考虑研究者本人的研究目的、纳入研究的类型、待评价的量表分类、量表的实施模式等，选择一个或多个合适的评价标准。

第三节　患者报告结局测量工具的
大型研制与临床应用项目

随着越来越多的研究者意识到 PROs 理念的重要性，PROMs 的发展正趋向于由著名机构组织或国家层面牵头研制大型系统化、标准化的系列量表，逐渐取代以往的由单个研究者研发的非系统的、零散的量表。国际上很多国家如美国、英国、加拿大等都相继开展了 PROMs 的系列研制工作，或者建立了国家层面的大型网络系统以推进基于各类 PROMs 的临床应用项目。我国在这方面的研究也正在开展中。下面就目前国内外主要的 PROMs 大型研制与临床应用项目进行介绍。

一、美国患者报告结局测量信息系统项目

美国患者报告结局测量信息系统（PROMIS）项目是为了推动患者报告结局的科学理念而做出的巨大努力的成果，由美国国立卫生研究院（National Institute of Health，NIH）牵头研制。2004 年，NIH 启动了 PROMIS 研制的10 年项目计划，旨在整合最先进的条目研制方法和现代测量学理论研制一套用于评估患者自我报告健康状态的精确可信的工具系统。该项目由 NIH 共同基金项目（the common fund）资助，资助期限为 2004 财政年至 2014 财政年。资助第一阶段自 2004—2009 年，也称为"PROMIS Ⅰ"阶段，由包括斯坦福大学、杜克大学、华盛顿大学等六大研究组织和西北大学数据协调中心（Statistical Coordinating Center，SCC）联合成立合作联盟，主要工作包括建立PROMIS 各个领域框架，初步形成成人和儿童 PROMIS 条目池；条目校对和确定以建立 PROMIS V1.0 条目池；PROMIS V1.0 初步的测量学检验以及建立基于互联网的网络资源系统和计算机自适应测试系统等。第 2 轮的资助自2009 年启动，至 2014 财政年结束，也称为"PROMIS Ⅱ"阶段。PROMIS Ⅱ 在PROMIS Ⅰ 的基础上，进一步验证已形成的条目池并致力于发展新的条目池，

将范围扩大到更多不同的患者群体以及纵向研究。并在此基础上建立了美国国家资源库和 PROMIS 国际健康组织（PROMIS Health Organization，PHO），旨在彻底改变患者报告结局在临床研究和实践评估中的数据收集工具选择和应用方式。目前，PROMIS 的发展已进入第 3 阶段"PROMIS Ⅲ"，致力于 PROMIS 的全球推广以及进入临床实践，以准确和高效地测量临床实践中患者报告的症状和其他健康结局，倾听患者声音以辅助临床决策，鼓励患者参与自身相关医疗活动。

目前，PROMIS 已有超过 200 个成人及 100 个儿童健康结局测量工具，已被翻译成超过 70 种语言，在国外医疗领域已经得到广泛认可和应用，已有机构将 PROMIS 用于患者的常规结局监测。将 PROMIS-CATs 与电子健康记录（electronic health record，EHR）系统链接以实现对患者长期、动态、实时健康结局监测是未来发展的方向。关于 PROMIS 的更多内容详见本书第三章。

二、美国医疗保健健康结局调研研发项目

为了收集有效、可靠、有临床意义的数据来提高临床研究的质量、进行更科学的临床决策，联邦医疗保险和医疗补助服务中心（Centers For Medicare & Medicaid Services，CMS）在卫生保健领域专家的指导下开展了美国医疗保健健康结局调研（medicare health outcomes survey，HOS）研发项目，使之成为第一个在照护场所中进行患者自我报告的健康结局测量工具。自 1998 年以来，HOS 每年春季会对新的一批受访者进行生理、心理健康和与健康相关生活质量等方面数据的收集，并纵向观察这些结果在两年后的变化。HOS 工具主要由健康调查量表（36-item short form survey，SF-36）及卫生保健雇主数据集（health care employer data and information set，HEDIS）两部分组成，用于收集患者生理、心理相关的指标及尿失禁、骨质疏松、跌倒风险等个体化数据。2006 年，HOS 额外纳入种族、民族、性别、主要语言和残疾状态等变量，旨在探究特定种族和民族之间的健康结局差异，并对测量工具进行修订。修订后的工具增设了退伍军人兰德健康调查量表（veteran RAND 12-item health survey，VR-12），用于测量与健康相关的生活质量。VR-12 由 12 个

条目组成,聚焦于患者的身体功能、疼痛、社会功能、心理健康、活力等8个健康领域,并且结果能够量化成生理得分和心理得分便于后续研究的展开。目前,HOS在计算医疗保险支付额度、护理设备创新、慢性病患者疾病管理等多个领域得到了广泛的应用。

三、美国临床结局评价终点项目

美国FDA自2012年开始发起以患者为中心的药物研发(patient-focused drug development,PFDD)倡议,提出采用系统的方法抓取患者的体验、观点、需求和优先事项,并纳入医疗产品全生命周期的研发和评价中。当通过临床试验对药物的获益与风险进行评价时,常采用终点指标对获益进行测量。其中,临床终点包括临床结局评价终点(clinical outcomes assessment,COA)和替代终点(surrogate endpoints,SEPs)。COA是一种阐述或反映患者的感觉、功能或生存状况的测量工具,根据来源可分为患者报告结局(PROs)、观察者报告结局(observer reported outcome,ObsRO)、医师报告结局(clinician reported outcome,ClinRO)、性能结局(performance outcome,PerfO)。目前,经过FDA资格认定的COA工具清单中总结了许多PROMs,涵盖了6种疾病类型,包括慢性心力衰竭、重度抑郁症、肠易激综合征、哮喘、慢性阻塞性肺病、慢性阻塞性肺病伴急性细菌性慢性支气管炎、非小细胞肺癌。

四、美国癌症治疗功能评价系列项目

美国癌症治疗功能评价(functional assessment of cancer therapy,FACT)系列项目是由美国西北大学结局研究与教育中心(Center on Outcomes Research and Education,CORE)研制的癌症治疗功能评价系统,由FACT通用部分(FACT - General)和肿瘤特异性条目构成一系列量表,用于测定肿瘤患者的生命质量。第四版的FACT - G由27个条目构成,包括躯体状况(7条)、社会/家庭状况(7条)、情感状况(6条)和功能状况(7条)4个部分。目前已经开发的特异量表有肺癌(FACT - Lung)、乳腺癌(FACT -

Breast)、膀胱癌（FACT－Bladder）、脑瘤（FACT－Brain）、宫颈癌（FACT－Cervix）、结肠癌（FACT－Colon）、头颈癌（FACT－Head and Neck）、卵巢癌（FACT－Ovarian）、前列腺癌（FACT－Prostate）等。

目前，FACT系列工具逐渐扩展至慢性病领域，以补充FACT－G，并发展出了慢性病治疗功能评价系统（the functional assessment of chronic illness therapy，FACIT）。FACIT测量系统是一组针对慢性病的健康相关生活质量问卷合集，包括3个通用量表、14个疾病特异性量表、5个治疗特异性量表、8个状态特异性量表和10个非癌症特异性量表。

五、欧洲癌症患者生命质量测定量表系列

欧洲癌症研究和治疗组织（European organization for research and treatment，EORTC）于1986年发起了一项研究计划，开发了一个综合的、模块化的工具来评估参与国际临床试验的患者的生活质量。欧洲癌症患者生命质量测定量表（quality of life questionnaire，QLQ）系列量表是由针对所有癌症患者的核心量表（普适模块）QLQ－C30和针对不同癌症的特异性条目（特异模块）构成的量表群。目前已开发出肺癌（QLQ－LC13）、乳腺癌（QLQ－BR23）、头颈癌（QLQ－H&N35）、直肠癌（QLQ－CR38）等多个特异性模块。其中，EORTC QLQ－C30是目前使用范围最广，使用最多的癌症普适量表，现最新版V3.0有15个领域，包括5个功能领域、3个症状领域、1个总体健康状况领域和6个单一条目（每个条目作为一个领域），共30个条目。

六、中国癌症患者生命质量量表测定体系及慢性病患者生命质量测定量表体系项目

中国癌症患者生命质量量表测定体系（quality of life instruments for cancer patients，QLICP）与慢性病患者生命质量测定量表体系（quality of life instruments for chronic diseases，QLICD）项目均由我国学者万崇华团队以美国的FACT和欧洲的QLQ系列为蓝本，运用模块式方法系统研制的基于

中国文化特色的患者生命质量测定系列量表。其中,第一版 QLICP 测定量表体系于 2013 年完成,包含 1 个共性模块量表及白血病、前列腺癌、膀胱癌、肝癌、大肠癌等 12 种癌症的特异量表。2010 年开始,学者团队开始进行 QLICP 第二版的研制,并在第一版的基础上修订为涵盖 1 个共性块量表和 22 种严重或常见癌症的生命质量测定量表。2003 年,学者团队开始研制 QLICD,该量表体系包含了一个共性模块量表和 COPD、哮喘、肺心病、消化性溃疡、肠易激综合征、慢性胃炎、高血压、冠心病、糖尿病等 9 种疾病的测定量表,并在 2008 年起开始研制第二版 QLICD,包含一个共性模块量表及 20 种慢性病特异量表。

七、加拿大困扰评估和反馈系统项目

加拿大困扰评估和反馈系统(distress assessment and response tool,DART)项目是由加拿大公主玛格丽特癌症中心(Princess Margaret Cancer Centre,PMCC)建立的一种自我报告的电子筛查工具,用于检测癌症患者患癌过程中生理和情感上的痛苦,旨在确保每一位患者在患癌过程中有平等的机会获得支持和服务。DART 包括以下经过验证的核心测量工具:针对生理症状的埃德蒙顿症状评估系统(Edmonton symptom assessment system-revised,ESAS-r);针对抑郁的抑郁筛查量表(patient health questionnaire-9,PHQ-9);针对焦虑的广泛性焦虑障碍量表(the generalized anxiety disorders-7,GAD-7);针对未满足需求的社会困难量表(the social difficulties inventory-21,SDI-21)、患者报告功能状态量表(patient-reported functional status,PRFS)及加拿大问题查检清单(Canadian problem checklist,CPC)。每位门诊患者在就诊前会使用嵌入 DART 工具的平板电脑进行筛查并获得应答结果的分级,痛苦程度低的患者建议健康教育,而痛苦程度中等及严重的患者会报告给医生/护士,医生/护士将会对患者进一步评估并制订包括家庭护理、精神护理等的个性化护理计划。高度痛苦的患者也会寻求其他专科诊所的帮助,实现跨专业的协作护理。一项关于 DART 项目的初步研究表明,88% 的患者认为 DART 改善了与医疗团队关于

症状的沟通并减少了担忧,近一半的患者认为参与 DART 项目对他们有积极的影响。

八、加拿大安大略患者报告结局症状和治疗毒性项目

加拿大安大略患者报告结局症状和治疗毒性(Ontario patient-reported outcomes symptoms and toxicity, On‑PROST)项目是加拿大安大略省癌症护理中心(Cancer Care Ontario,CCO)协调和组织的 PROMs 应用研究项目,于 2011 年建立,旨在通过常规收集用于临床护理和研究的标准化 PROs 来改善癌症患者体验和护理。其主要的应用人群集中于肺癌、头颈癌、胃食管癌、乳腺癌和前列腺癌五类人群中,并专注于卫生服务、生物标志物、肿瘤放射学、姑息治疗与支持性护理及癌症患者自我报告核心项目等五大研究领域。在某些特定情境下,On‑PROST 会和 DART 系统整合在一起。

九、英国国家患者报告结局测量项目

2009 年 4 月,英国国家患者报告结局测量(the national patient reported outcome measures,PROMs)项目由英国卫生和社会保障部牵头并获得英国国家医疗服务体系(National Health Service,NHS)资助。PROMs 项目通过收集英国本土患者手术(髋关节和膝关节置换手术、疝修补手术和静脉曲张手术)前后(3 个月或 6 个月)采用 PROMs 问卷自我报告的数据来衡量其健康状况的变化。但自 2017 年 10 月,停止了疝修补手术和静脉曲张手术人群的数据收集。这些信息将被用来帮助患者做出选择,帮助临床医生监测和提高医疗质量,从而激励医疗机构实施改革来最大化患者利益与临床结果。该项目所涉及与患者报告结局相关的测量工具主要分为一般健康采集与特定疾病采集两种类型。所有入组的患者都将填写由欧洲生命质量学会开发的一种标准化、用于衡量健康状况的欧洲五维健康量表(EuroQol five dimensions questionnaire,EQ‑5D)。该量表包含以下 5 个维度:共病、自我照护、日常活动、疼痛/不适、焦虑/抑郁。此外,患者还应该根据其接受的手术类型完成

Aberdeen 静脉曲张问卷（Aberdeen varicose vein questionnaire，AVVQ）、牛津髋关节评分（Oxford hip scores，OHS）、牛津膝关节评分（Oxford knee scores，OKS）等特异性量表。

十、英国威尔士患者报告结局测量和患者体验测量有效性项目

2002 年，英国威尔士卡迪夫和维尔大学健康委员会（Cardiff and Vale University Health Board，C&V UHB）设立了健康促进和患者结局（health improvement and patient outcome，HIPO）项目，旨在调研患者生活质量与满意度并以此监督和提升护理质量。该项目于 2009 年完成，收集了包括 EQ - 5D、SF - 36 等在内的 96 000 个 PROMs 工具。英国威尔士患者报告结局测量和患者体验测量有效性项目（PROMs and PREMs effectiveness programme，PPEP）项目则意向在 HIPO 项目的基础上建设一个拥有完整 PROM 系统的电子化平台（e - PROM），来促进威尔士的 PROMs 和患者体验测量（patient-reported experience measures，PREMs）数据的收集、管理和储存，以便用于治疗与服务的临床效果和成本效益分析。e - PROM 最初的收集重点在于骨科、白内障、心力衰竭和肺癌四类人群。e - PROM 的通用模块由知情同意与 3 个量表/问卷，包括了 EQ - 5D - 5L 量表（评估患者健康状态）、工作生产力与活动指数（work productivity and activity index，WPAI）（评估健康状况不佳对工作和活动的影响）和一系列"关于你"的问卷（收集其他影响患者健康和预后的因素，例如身高、体质量、腰围、乙醇摄入量等）。目前，PPEP 项目累计收集超过 110 000 种 PROMs，并且通过 e - PROM 平台数据与患者管理系统整合在一起，针对不同疾病的患者自动推送疾病相关的 PROMs 以供患者报告。来自多项试点的数据显示，e - PROM 中的大多数问题患者都能够理解并作答。

十一、瑞典国家质量登记库项目

瑞典国家质量登记库（national quality registers，NQRs）在医疗保健的全周期内，获取有关与患者疾病、医疗干预和治疗结果有关的个性化数据，每年由执行委员会进行监督及财政支持。自 1975 年以来，目前有超过 100 多个

NQRs 在为瑞典卫生保健系统服务,遍布多个临床领域。大部分 NQRs 均会收集与患者报告结局相关的数据,以用来监测跨医院的护理质量。据一项回顾了 103 个质量登记库的研究统计,分别有 46 个和 14 个登记库使用了 EQ - 5D 和 SF - 36 量表,其他测量疾病特异性的 PROMs 还包括简易健康量表 (short health scale)、EORTC - QLQ - C30、视觉模拟量表(visual analogue scale,VAS)等。

NQRs 使瑞典在卫生保健方面处于世界领先地位,尤其是在急性心脏病护理、糖尿病护理和髋关节置换手术方面,同时促进电子健康服务、以患者为中心的照护方法、决策支持功能、IT 开发和集成等方面的发展。以瑞典髋关节置换术登记库(Swedish hip arthroplasty register)为例,该登记库建立于 1979 年,是瑞典成立时间最早的两个登记库之一。在登记库中,所有初次接受手术和再次手术的患者需要作答含有 12 个问题的标准化问卷。该问卷包含了以下 3 种 PROMs:Charnley 分类体系(决定患者的共病程度)、VAS(评估患者髋部疼痛程度)和 EQ - 5D(测量患者健康相关生活质量)。登记库自动通过电子邮件的形式对自愿参与随访的患者展开为期 1 年、6 年和 10 年的随访,若没有提供电子邮件地址的患者,则由专人负责联系。据一项包含 34 960 例髋关节置换术患者数据的前瞻性研究显示,符合全髋关节置换术条件的患者通常报告的反应率良好。

以上各项目或组织官方网址见表 2 - 3。

表 2 - 3 各个项目的网址

国家/组织	名 称	相 关 网 址
美 国	PROMIS	https://www.promishealth.org/
美 国	HOS	https://www.hosonline.org
美 国	CoA	https://www.fda.gov/
美 国	FACT	https://www.facit.org/
欧 盟	QLQ	https://qol.eortc.org

续 表

国家/组织	名 称	相 关 网 址
中 国	QLICD&QLICP	https://qolpsy.gdmu.edu.cn/index.htm
加拿大	DART Program	https://www.uhn.ca/PrincessMargaret/Patient
	On-Prost	onprost.uhnresearch.ca
英国威尔士	PPEP Program	http://www.wales.nhs.uk/promspremsandefficiencypro grammes
瑞 典	NQRs	kvalitetsregister.se/englishpages.2040.html

（宗旭倩，黄青梅，张雯）

参考资料

［1］ 隆莉芝，袁玲.患者报告结局的应用近况及思考［J］.中国全科医学，2020，23（20）：4120.

［2］ Valderas J M，Alonso J. Patient reported outcome measures: a model-based classification system for research and clinical practice［J］. Qual Life Res，2008，17：1125.

［3］ 陈千吉，陈红，张英，等.患者报告结局测量工具选择路径：以中国腰痛患者日常生活活动能力量表的选择为例［J］.中国全科医学，2021，24(36)：4648.

［4］ 刘砚燕，陈如男，姚静静，等.患者报告结局的国内外研究进展［J］.现代预防医学，2013,40(12)：2268.

［5］ David C，Elizabeth H，Sally J，et al. Patient-Reported Outcomes in Performance Measurement. Research Triangle Park(NC)：RTI Press，2015.

［6］ Lindert J，Bain PA，Kubzansky LD，et al. Well-being measurement and the WHO health policy Health 2010: systematic review of measurement scales［J］. Eur J Public Health，2015, 25(4)：731.

［7］ Guideline for selecting outcome measurement instruments for outcomes included in a Core Outcome Set. https://www.cosmin.nl/tools/guideline-selecting-proms-cos/

［8］ Cecilia P，Sunita V，Michael RR，et al. How to select outcome measurement instruments for outcomes included in a "Core Outcome Set" — a practical guideline［J］. Trials，2016, 17(1)：449.

［9］ Lohr KN，Aaronson NK，Alonso J，et al. Evaluating quality-of-life and health status instruments: Development of scientific review criteria［J］. Clinical Therapeutics，1996,18(5)：979.

［10］ Aaronson N, Alonso J, Burnam A, et al. Assessing Health Status and Quality-of-Life Instruments: Attributes and Review Criterial［J］. Quality of Life Research, 2002, 11(3): 193.

［11］ U.S. Department of Health and Human Services Food and Drug Administration. Guidance for Industry Use in Medical Product Development to Support Labeling Claims Guidance for Industry. https://www.fda.gov/media/77832/download

［12］ Valderas J M, Ferrer M, Mendívil J, et al. Development of EMPRO: A tool for the standardized assessment of patient-reported outcome measures［J］. Value in Health, 2008, 11(4): 700.

［13］ University of Exeter Medical School. Evaluating Measures of Patient-Reported Outcomes (EMPRO). https://medicine. exeter. ac. uk/research/healthresearch/ healthservicesandpolicy/projects/proms/theemprotool/

［14］ Prinsen C A C, Mokkink L B, Bouter L M, et al. COSMIN guideline for systematic reviews of patient-reported outcome measures［J］. Quality of Life Research, 2018, 27(5): 1147.

［15］ Mokkink L B, De Vet H C W, Prinsen C A C, et al. COSMIN Risk of Bias checklist for systematic reviews of Patient-Reported Outcome Measures［J］. Quality of Life Research, 2018, 27(5): 1171.

［16］ Mokkink L B, De Vet H C W, Prinsen C A C, et al. COSMIN Risk of Bias checklist. https://www. cosmin. nl/wp-content/uploads/COSMIN_risk-of-bias-checklist_ dec-2017.pdf

［17］ Holger S, Jan B, Gordon G, et al. GRADE Handbook - Handbook for grading the quality of evidence and the strength of recommendations using the GRADE approach. https://gdt. gradepro. org/app/handbook/handbook. html.

［18］ Offices of Minority Health. Medicare Health Outcomes Survey Information for Health Disparities Researches. https://www. cms. gov/About-CMS/Agency-Information/OMH/Downloads/OMH_Dwnld-MedicareHealthOutcomesSurveyInfor mation. pdf♯page13

［19］ FDA. The clinical outcome assessment compendium. https://www. fda. gov/media/ 130138/download

［20］ Cella D, Tulsky D, Gray, et al. The functional assessment of cancer therapy scale: Development and validation of the general measure［J］. Journal of Clinical Oncology, 1993, 11(3): 570.

［21］ Webster K, Cella D, Yost K. The Functional Assessment of Chronic Illness Therapy (FACIT) Measurement System: properties, applications, and interpretation［J］. Health Qual Life Outcomes, 2003(1): 79.

［22］ Aaronson NK, Cull A, Kaasa S, et al. The EORTC Modular Approach to Quality of Life Assessment in Oncology［J］. International Journal of Mental Health, 1994, 23

（2）：75.

［23］ 万崇华,李晓梅,赵旭东,等.慢性病患者生命质量测定量表体系研究［J］.中国行为医学科学,2005,14(12)：1130.

［24］ 万崇华.癌症患者生命质量测定量表体系第 2 版 QLICP(V2.0)研究现状［J］.广东医科大学学报,2020,38(5)：511.

［25］ UHN Princess Margaret Cancer Centre. Distress Assessment and Response Tool (DART)：Advancing Personalized Cancer Medicine. https：//www. uhn. ca/PrincessMargaret/Health_Professionals/Programs_Departments/Documents/CPG_SymptomManagement. pdf

［26］ Geoffrey L，Doris H，Andrea PC，et al. Creation of On-PROST：The Ontario patient-reported outcomes of symptoms and toxicity applied clinical research unit［J］. Journal of Clinical Oncology, 2012, (30)：34.

［27］ NHS England. THE NATIONAL PATIENT REPORTED OUTCOME MEASURES (PROMS) PROGRAMME. https：//www. england. nhs. uk/wp-content/uploads/2018/08/proms-guide-aug-18-v3. pdf

［28］ Withers K，Palmer R，Lewis S，Carolan-Rees G. First steps in PROMs and PREMs collection in Wales as part of the prudent and value-based healthcare agenda［J］. Qual Life Res，2021，30(11)：3157.

［29］ Emilsson L，Lindahl B，Köster M，et al. Review of 103 Swedish Healthcare Quality Registries［J］. J Intern Med，2015，277(1)：94－136.

［30］ Kärrholm J，Rogmark C，Naucler E，et al. Swedish Hip Arthroplasty Register Annual Report 2019［M］. Sweden：Rolfson O. Gothenburg，2021：23－135.

第三章 患者报告结局测量信息系统概述

　　患者报告结局测量信息系统（patient-reported outcomes measurement information system，PROMIS）是一个收集不同人群自我报告的生理、心理和社会层面的感受、功能和状态等健康结局的测量系统。该系统是 21 世纪创新型医学研究的一部分，由美国国立卫生研究院（NIH）牵头，联合了美国健康医学中心、斯坦福大学、杜克大学、华盛顿大学等六大研究组织和西北大学数据协调中心共同研制，是当今国际学术界最具科学性和先进性的患者报告结局测量（patient-reported outcomes measures，PROMs）工具系统之一。本章介绍了 PROMIS 的研制过程、PROMIS 的测量内容、应用形式以及如何在庞大的 PROMIS 中进行测量内容和形式的选择，以期为读者提供 PROMIS 的整体架构和认知，并为研究和临床应用中 PROMIS 工具的选择提供参考。

第一节　PROMIS 的研制过程

　　PROMIS 的研制过程包括了"主要框架及概念界定、条目池的形成与修订、大样本检验"3 个阶段。截至目前，已研制完成的 PROMIS 包含了超过 70 项的健康相关自我报告领域（domains），200 余个成人健康结局测量工具和

100 余个儿童健康结局测量工具。

一、主要框架及概念界定

此阶段需确定测量工具应用的目标人群、测量涵盖的主要领域，以及对条目(items)—领域、领域—领域间的关系提出假设。PROMIS 是针对慢性病人群主观感受的普适性测量工具，其核心在于关注要测量的感受相关概念本身及其影响，并不考虑测量概念的成因。在概念和维度的设计上，采用的是世界健康组织(World Health Organization，WHO)提出的生理健康、心理健康和社会健康的健康框架，即，PROMIS 测量的是慢性病人群生理、心理和社会三维度当下的主观感受而非造成的原因。经过系统的文献回顾、专家工作组会议、核心利益相关人群(患者、照护者、医护、心理学家、社工等)访谈等，PROMIS 团队初步确立了各个框架下的测量概念，并通过访谈进一步确定了测量领域的内涵和外延，基于此提出不同层级概念间的关系假设。

二、条目池的形成与修订

PROMIS 每个条目的形成和修订均采用质性和量性相结合的研究方法，主要通过以下 6 个步骤完成，即现有条目的筛选、条目分箱与初筛、条目评价和修订、焦点小组访谈、单个条目的认知性访谈和最终校对，最后形成各个测量领域的全条目池(item bank)。

(一) 现有条目的筛选

PROMIS 研究团队通过全面的文献检索，对检索到的已有的患者报告结局相关测量工具从概念框架、研制过程、目标人群、测量性能等方面进行评价，根据标准，从中筛选出数百个初步的潜在条目，随后记录每个条目的语境、题干、答案选项、回忆的时间框架和测量工具来源 5 个方面的内容，根据条目内容是否合适以及条目和领域的界定是否相一致来进一步筛选条目。

(二) 条目分箱与初筛

分箱(binning)是指根据含义和特定的潜在结构对第一步筛选的条目进行分组的系统过程，其目的是确定测量概念的潜在维度，剔除冗余的条目。例如

"行走"就可以被确认成为身体功能（physical function，PF）领域内的一个"箱子（bin）"。初筛（winnowing）的目的是将筛选获得的广泛的条目池缩减为一系列具有代表性的条目。研究人员根据条目内容和领域内涵不一致、条目名称和前面某条目语义类似、条目应用缺乏通用性、条目维度含糊不清等标准进行条目剔除。例如，与身体功能满意度相关的条目被识别、分箱后又被从 PF 领域中剔除，因为满意度不符合对 PF 内涵的界定。

（三）条目评价和修订

来源于不同量表的条目在语意表达方法、指导语、回忆时间和评分等级等方面均存在差异，需进行统一修订。修订内容包括了对语境、题干的修改，以及答案选项和回忆期的统一，以确保每个条目的描述方式一致，同时，尽量降低对被试者文化水平的要求，避免含糊不清的措辞，减少被试者的认知负荷。条目经初步修订后，还需至少 2 名研究人员进行再次审核，以确保对每个条目均能达成共识。

（四）焦点小组访谈

为进一步确定领域的概念，确保条目能反映领域的内涵，了解领域内潜在被测者的通用语言和思维模式，还需进行焦点小组访谈。焦点访谈的参与者可以是来自不同医疗相关场所的慢性病患者和一般人群，目的是了解他们的健康状况及其在特定的领域受到的影响，以明确所有有关症状的关键词和短语、每个领域的其他重要主题，以及最初领域中未解决的重要问题。一般来说，每个领域需进行 2～4 次焦点小组访谈。

（五）认知性访谈

认知性访谈可帮助识别条目和选项的潜在问题，尤其是有助于澄清不易理解和回答的条目。过程中邀请具有不同特征的受访者（如不同性别、不同文化水平、不同民族等）对每个条目进行作答，并指出其中难以理解的条目或回答过程中可能存在的困难，从而对条目的语言和清晰度以及内容进行修订。

（六）最终修订

在现场测试之前还需完成最终修订。所有条目都将使用专门的语言阅读能力测评系统 Lexile 进行测试，衡量条目表述是否符合被试者的阅读能力，以此评估其可读性,并为每个条目提供近似的阅读能力级别作为参考。此外,最终修订还可以对条目特征(例如条目是否涉及强度、频率、难度或影响)进行分类,以供日后分析。

三、大样本检验

条目池确立后,工具研制的最后一步是通过网络和临床获取大样本,对一般人群和多种慢性病人群进行调查。心理测量学专家基于项目反应理论(item response theory,IRT),根据调查数据对各条目池中的条目进行测量性能分析,并结合经典测量理论(classical test theory,CTT)和对领域概念的界定综合判定是否保留该条目。

通过上述 3 个阶段,最终形成了 PROMIS 条目池。基于条目池,后续可进一步开发计算机自适应测试(computer adaptive tests,CATs)和简表(short forms,SFs)等不同形式的 PROMIS 测量工具。

第二节　PROMIS 的测量内容和形式

一、PROMIS 的测量内容

(一)PROMIS 的基本要素

领域和条目池是构成 PROMIS 的基本要素。领域(domains)是指研究者或应用者希望测量的目标群体的感受(feeling)、功能(function)或认知(perception)等,简而言之,就是要测量的概念。这些感受、功能或认知不由某一种特定疾病引起,而是跨越疾病和环境的,如身体功能、抑郁症状等。条目池则是指测量一个领域的一系列条目的合集(collection)。PROMIS 每个领域的条目池从上百到几十不等,基于人群大数据,基本囊括了该领域最低的水平到最高的水平。以身体功能为例,其条目池涵盖了最低的身体功能水平,即无法进行任何活动,和最高的身体功能水平,即能进行高强度的体力活动。条目池中的条目按对应的不同水平,形成标尺,也就是该领域测量的尺度(metric)。基于完整、系统、科学的条目池,后续才能在此基础上提取、发展不同的测量形式,如简表、CATs 和特征集(profiles)。采用不同测量形式获得的得分可转换为同一量纲下的得分进行解读和比较。

(二) PROMIS 的具体测量内容

PROMIS 包括 PROMIS—成人自我报告健康(PROMIS adult self-reported health)、PROMIS—儿童自我报告及代言人报告健康(PROMIS pediatric self-and proxy-reported health),其各自适用的年龄范围见表 3-1。

表 3-1　各 PROMIS 的适用年龄及现有领域

			适用年龄	现有测量领域
PROMIS—成人自我报告健康 (PROMIS adult self-reported health)	—	—	18 岁及以上	102
PROMIS—儿童自我报告及代言人报告健康 (PROMIS adult self-reported health)	儿童自我报告测量 (self-report measures)	—	8 岁及以上儿童	25
	家长代言人测量 (parent proxy measures)	儿童家长代言人测量 (parent proxy measures)	5~17 岁儿童的家长	22
		幼儿家长代言人测量 (early childhood parent-report measures)	1~5 岁幼儿的家长	12

就具体的测量内容而言,PROMIS 采用 WHO 健康框架,主要包括生理健康、心理健康和社会健康三大方面。其中,生理健康包括症状和功能;心理健康包括影响、行为和认知;社会健康包括人际关系和功能(表 3-2 及表 3-3)。PROMIS 关注的领域及具体条目一直在不断开发与完善中。目前 PROMIS—成

人自我报告健康（后文简称成人 PROMIS）已扩展到 102 个测量领域；PROMIS—儿童自我报告及代言人报告健康（后文简称儿童及代言人PROMIS）儿童报告版本已拓展到 25 个测量领域；5～17 岁儿童代言人报告版本有 22 个测量领域；1～5 岁儿童代言人报告版本有 12 个测量领域。

表 3 - 2　PROMIS 成人自我报告健康

	生 理 健 康	心 理 健 康	社 会 健 康	整体健康
PROMIS特征集领域	疲乏	焦虑	参加社会角色和活动的能力	
	疼痛程度	抑郁		
	疼痛影响			
	身体功能			
	睡眠障碍			
PROMIS其他领域	呼吸困难	酒精滥用	陪伴	
	胃肠道症状	愤怒	社会角色和活动的满意度	
	瘙痒	认知功能	社会孤立	
	疼痛行为	生活满意度	社会支持	
	疼痛性质	意义和目的		
	性功能	积极影响		
	睡眠相关影响	心理社会疾病影响		
		慢病管理自我效能		
		吸烟		
		物质滥用		

表 3 - 3　PROMIS 儿童自我及家长代言人报告健康

	生 理 健 康	心 理 健 康	社 会 健 康	整体健康
PROMIS特征集领域	疲乏	焦虑	同伴关系	
	活动度	抑郁		

续　表

	生理健康	心理健康	社会健康	整体健康
PROMIS其他领域	疼痛程度 疼痛影响 上肢功能 哮喘影响 疼痛行为 疼痛性质 身体功能 身体压力体验 睡眠 力量影响	愤怒/易激惹 认知功能 参与度 生活满意度 意义和目的 积极影响 心理社会疾病影响 自我调节	家庭关系 社会关系	

（三）作答回忆期与计分

PROMIS大多数领域选择7天作为回忆期。因为研究显示,7天回忆期能够提供足够的间歇期以确定临床时间窗和体验的最小偏倚,同时,研究也证实7天回忆的症状和实时症状高度一致。回忆期的确定跟领域具体内容有关,选择7天作为回忆期的领域包括了焦虑、抑郁、愤怒、疲乏、疼痛性质、疼痛影响、疼痛行为、睡眠障碍等。除此之外,像身体功能强调现有的能力,没有回忆期;针对偶发但症状又非常突出的事件(例如心血管事件),相关条目回忆期则会更长。

在计分方面,PROMIS中大部分条目采用了Likert 5级评分法。此外,PROMIS得分需转化为标准化T分数,以便于测量结果的比较。标准化T分数(normalized T score)是通过原始分数与其平均数之间的距离以标准差作为单位表示出来的,无单位,其作用除表明原始分在参考人群的位置外,还可比较不同领域的原始分数。T分数评分指标中50是相关参考人群的平均值,10是该人群的标准差。目前的参考人群包括美国普通人群、临床样本等。T分数的转换可参考每个领域的计分手册,PROMIS网站提供下载。

二、PROMIS 的测评形式

用于临床的 PROMIS 测量形式多样,有各领域的简表、CATs 以及特征集。每个领域均存在简表和 CATs 两种测评形式。简表是从全条目池中选择的条目子集,以最少的题目测量健康状况从而最大程度减轻患者的负担;CATs 则是基于特定算法,根据被试者特征进行个性化测试,用最少的条目给出最接近实际水平的得分。特征集是由不同简表组成的固定形式。

（一）PROMIS 简表

PROMIS 简表一般由 4～15 个条目组成,以 4～8 条目为多。每个领域都有相对应的简表,由条目池中信息量最大的条目构成。同一个领域下可能存在不同条目数的多个简表,如认知功能领域的简表就有 4 条目、6 条目和 8 条目共 3 种。4 条目简表称为 PROMIS—认知功能—4a;6 条目简表称为 PROMIS—认知功能—6a;8 条目简表称为 PROMIS—认知功能—8a。目前成人 PROMIS 在 102 个领域中共有 123 个简表,且仍在不断开发和检验中。儿童 PROMIS 简表最开始在哮喘、癌症患儿中进行检验和应用,后发展到慢性肾病、镰状细胞病等儿童慢性病领域中,近年来已拓展到骨折、脑瘫、自闭症等领域。目前大部分简表已完成中文版引进和测量学检验,可向 PROMIS 中国中心（PROMIS National Center，PNC‑China）申请授权使用。

（二）计算机自适应测试

CATs 是近年来新兴的测验形式,以 IRT 为基础,测量系统不仅能呈现题目、自动评分、输出结果,还能基于特定算法,根据被试者对前一道题目的作答情况,从条目池中自动选择信息量最丰富、最适合被试者的题目让被试者回答,一旦测量的确定性达到很高程度,即完成测试。利用 CATs 进行测量时,大多数患者只需回答 4～6 个条目,即通过最少的条目,就可对被试者能力做出最恰当的估计,且不同被试者所回答的问题均为量身定制。这使得 PROMIS 成为近年来最科学精确且高效快捷的测量工具。CATs 的理论、研制及应用将在本书第五章详述。

(三) PROMIS 特征集

PROMIS 特征集(profile)是在各领域的条目排序和计算机自适应系统模拟的基础上,由该领域具有高信息量的条目集合而成的测量工具,可测评多个健康领域,包括成人和儿童版本。目前已开发的成人 PROMIS 特征集中,profile-29、profile-43、profile-57 使用最为广泛,可用于一般人群及不同疾病群体。以 PROMIS-29 为例,其由 4 条目的 7 个简表合成,涉及焦虑、抑郁、疲乏、疼痛影响、身体功能、睡眠障碍、担任社会角色和参加社交活动的能力等7 个领域,另外单独设置一项疼痛强度条目,以 0~10 分的数字评分法(numeric rating scale,NRS)进行测评。特征集中每个简表均独立计分,共产生 7 个领域的得分。上述 3 个特征集测量工具具有良好的信效度,已被翻译成 40 多种语言。儿童版 PROMIS 特征集分为儿童报告版本和父母报告版本,分别是 PROMIS 儿童自我报告/家长代言人报告 profile-25、37、49,涉及焦虑、抑郁症状、疲乏、疼痛影响、移动性和同伴关系 6 个领域,外加单个数字评分法测量的疼痛强度条目。目前开发的父母报告版本特征集仅针对 5~17岁儿童的父母群体,1~5 岁幼儿的家长代言人版本正在研制过程中。

PROMIS 还包括针对特定症状和功能进行测评的特征集,如分别适用于男性和女性的性功能和满意度特征集(sexual function and satisfaction v2.0 brief profile,PROMIS SexFS)、针对特定症状的 PROMIS 疲乏特征集(PROMIS fatigue profile);还有针对特定人群开发的特征集,如针对聋哑人利用手语开发的特征集(PROMIS-deaf profile)和心衰患者开发的涵盖生理心理社会领域核心症状和功能的特征集(PROMIS-plus-hf profile)。

除了由各领域简表合形成特征集外,还有集合 CATs 形成的特征集PROMIS Profile CATs v1.0-29。该特征集由 8 个领域的 CATs 集合而成,涉及焦虑、抑郁、疲劳、疼痛影响、身体功能、睡眠障碍、参与社会角色和活动的能力 8 个领域以及单个疼痛强度条目。

此外,特征集中还有基于 PROMIS-profile-29 研制的 PROMIS 偏好评分系统(PROMIS-preference scoring system,PROPr)。PROPr 由 PROMIS-29 和 2 个 PROMIS 认知功能——能力条目组成,也被命名为 PROMIS-29+2

Profile v2.1,涉及抑郁、身体功能、疼痛影响、认知功能—能力、疲劳、担任社会角色与参加社交活动的能力及睡眠困扰共 7 个领域。基于 PROPr,研究者可同时收集被试者的健康状况及基于社会偏好的评分。

三、PROMIS 得分的结果解读

(一) 得分计算

PROMIS 的所有领域均是单维的,将每个条目得分相加即为该领域的得分。无论是症状、功能还是认知,均为得分越高,则说明对应的该领域水平越高。如抑郁领域,得分越高说明抑郁程度越高;身体功能领域,得分越高说明身体功能水平越高。但对于身体功能、参与社会活动的能力和满意度领域,在计算得分时,需注意条目是否为反向计分。此外,需要注意的是,特征集仅仅是几个简表或 CATs 合集,不代表这几个简表或 CATs 所测量的领域构成了一个新的领域,切忌将特征集下的简表理解成量表的不同维度。因此,进行得分计算时,不能将几个简表的得分相加。此外,如无须进行比较或对某一领域进行水平划分,可以使用原始分而无须进行 T 分转换。

(二) 截断值

如上文所述,PROMIS 得分需转化为标准化 T 分数以进行测量得分更细致和更具临床意义的解读和比较。目前得出截断值均以美国人群为参考人群,因此本节仅罗列部分常用成人领域的数据供参考(表 3 - 4)。

表 3 - 4　PROMIS 成人常用领域截断值

领　域 ＼ 截断值	正常(within normal limits)	轻度 (mild)	中度 (moderate)	重度 (severe)
愤怒	≤55	>55,≤60	>60,≤70	>70
焦虑	≤55	>55,≤60	>60,≤70	>70
抑郁	≤55	>55,≤60	>60,≤70	>70
疲乏	≤55	>55,≤60	>60,≤70	>70
胃肠道症状	≤55	>55,≤60	>60,≤70	>70

续　表

领　域＼截断值	正常（within normal limits）	轻度 （mild）	中度 （moderate）	重度 （severe）
瘙痒	≤55	＞55,≤60	＞60,≤70	＞70
疼痛行为	≤55	＞55,≤60	＞60,≤70	＞70
疼痛影响	≤55	＞55,≤60	＞60,≤70	＞70
睡眠	≤55	＞55,≤60	＞60,≤70	＞70
社会孤立	≤55	＞55,≤60	＞60,≤70	＞70
	正常	轻度差	中度差	重度差
参加社会角色和活动的能力	≥55	＜55,≥40	＜40,≥30	＜30
认知功能	≥55	＜55,≥40	＜40,≥30	＜30
身体功能	≥55	＜55,≥40	＜40,≥30	＜30

领　域	非常高	高	一般	低	非常低
陪伴	≥70	＜70,≥60	＜60,≥40	＜40,≥30	＜30
社会角色和活动满意度	≥70	＜70,≥60	＜60,≥40	＜40,≥30	＜30
自我效能	≥70	＜70,≥60	＜60,≥40	＜40,≥30	＜30
性功能满意度	≥70	＜70,≥60	＜60,≥40	＜40,≥30	＜30
社会支持	≥70	＜70,≥60	＜60,≥40	＜40,≥30	＜30

第三节　PROMIS 不同测量的区别和选择

PROMIS 提供多种测量内容和形式，包括简表、CATs 和特征集，其中同一领域可有多个简表。以身体功能为例，又可分为所有人群适用的条目池和成人癌症患者适用的条目池，其简表包含一般身体功能、上肢功能、需要辅助器具人群的身体功能，其中每个部分又可有 4 条目简表、6 条目简表、8 条目简表等。因此，需要根据目的和使用的目标人群进行选择。

一、PROMIS 不同测量的区别

（一）CATs 和简表

多数领域均提供一个 CATs 系统和一个或多个简表，需根据需求和所能企及的资源进行选择。CATs 为每个被试者提供量身定制的条目选择，其测量的程度广且精度高，但需要一定软件和硬件的技术支持。简表则是所有的被试者需回答简表中全部且相同的问题，不同简表的测量精度各不相同，但因为简表是固定的，可采用传统的问卷法进行数据收集，因此不需要额外的技术和管理支持。就 CATs 和简表的精确度而言，有研究者比较了 CATs 测量和 4 条目简表、6 条目简表以及 8 条目简表的测量范围和得分的准确度、测量所需的条目数量以及不同测量形式的高限效应和低限效应。结果显示，CATs 在最广的测量范围内提供准确的得分，获得结果的平均条目数为 4.7 个。简表的测量范围和得分的准确度随简表条目数的增加而增加。因此，在以下情况且有足够的软、硬件支持时，可选择使用 CATs：① 有相当量被试者人群的预期健康状况非常差；② 有相当量被试者人群的预期健康状况非常好；③ 需要用尽可能少的条目完成测量。前两者是由于简表的测量条目是固定的，当被试者的健康状况存在极端的好或极端的差时，简表内的条目很可能难以代表其水平，从而导致测量结果存在严重的高限或低限效应。最后一点则是在某些情境下需要对患者进行快速健康筛查，如门、急诊的诊前筛查、患者的居家自我筛查等，则可使用 CATs 以最少的条目、最快的时间获得测评结果。

（二）测量同一领域的不同简表

某些领域，如身体功能、睡眠影响、焦虑、抑郁等，提供不同条目数量的简表，如 4 条目、6 条目和 8 条目等。简表包含的条目数会在简表的标题中体现。以身体功能领域的简表为例，PROMIS—简表—身体功能 4a，即为 4 条目量表，PROMIS—简表—身体功能 8a 即为 8 条目量表。一般来说，简表的条目数越多，其测量的精确度越高。此外，条目数较多的简表通常包含条目数较少的简表中的所有条目。比如说，PROMIS—简表—身体功能 8a 中就包含 PROMIS—简表—身体功能 4a 中的所有条目。简表条目的确定源于条目池中所有条目的排序,这一排序由大样本数据经由两个测量学指标确立:① 最大间隔信息(maximum interval information);② CATs 模拟(CATs simulation)。基于两大指标确定的条目排序基本是一致的。随后,内容专家会审阅相关条目,并最终确立。也就是说,各简表中的条目是经过测量学结合专家意见得出的包含最大信息量的条目。除此之外,PROMIS 所有条目均基于项目反应理论研制,每个条目都是独立的,因此除了这些既定简表外,使用者还可以根据目的,在条目池中挑选相应的条目形成简表。

(三) 儿童自我报告和代言人报告

儿童 PROMIS 分为儿童自我报告版和代言人报告版。儿童自我报告版是儿童健康结局测量的"金标准",因此在儿童的生理、心理和认知等各方面水平足以完成自我报告时,PROMIS 推荐由儿童进行自我报告。一般来说,5～7岁的儿童由父母代为报告;8～17 岁的儿童可以进行自我报告,也可以由父母代为报告。但需要注意的是,此时的儿童自我报告和代言人报告是不等价的,当两者出现较大差异时,对于儿童健康状况的评估和评价应该以儿童自我报告为准。最理想的情况下,推荐儿童和父母同时报告,因为两者的不同视角可能与医疗服务利用、决策、风险因素或护理质量有关。对于 5 岁以下的儿童,PROMIS 研究中心已发布部分幼儿代言人报告版并在持续开发中。

二、PROMIS 不同测量的选择

PROMIS 的选择受多种因素影响,首要需考虑的是研究或应用目的和目标人群。对于研究或使用目的来说,可从以下方面考虑:

1. 用于多个症状或状态(conditions)的筛查。此时应希望测量尽可能简短,以降低被试者或应答者的测量负担。但同时还需考虑测量的精确度,因为一般来说,条目数越多则测量的精确度越高。在可以使用 CATs 的情况下,推荐使用 CATs。

2. 用于诊断某个状态或某个状态的危险因素(如抑郁)。此时应选择条目数更多的简表以获得更可靠、可信的评估。此时推荐使用条目数多的简表或CATs(因为其精确度不受条目个数限制)。

3. 用于长期追踪、监测人的健康状况。此时对精确度的要求高于筛查,因为这有助于医护人员更好地基于疾病的特征或治疗的进展掌握患者的健康的动态变化,从而辅助临床决策。推荐使用 CATs 进行评估,因为简表的测量范围是固定的,难以捕捉患者健康状态随时间的变化。

4. 用于健康服务质量的评价指标。建议使用较长的简表或 CATs。从使用的目标人群来说,需要考虑这一人群的健康状态和疾病类型。如身体功能对关节炎患者来说至关重要,对哮喘患者来说则必须要评估其呼吸状态。老年群体可能患有多种慢性病,涉及一系列症状和功能状态,则可以考虑使用 PROMIS 特征集。

总的来说,在进行 PROMIS 的选择时,应考虑以下要素:① 明确测量的目标或目的;② 决定是进行整体健康的评估还是某个特定健康结局的评估;③ 明确测量的时机,是用于初始节点、二次节点还是探索性节点;④ 明确固定长度的简表和动态的 CATs 的差异;⑤ 明确测量所需的测量学要求,包括测量的信度、精确度和测量的长度;⑥ 合适的目标人群。

综上,PROMIS 的研制过程整合了测量学、量性研究、质性研究、健康信息技术、临床研究等多领域的前沿方法,并提供了多种测量内容和形式,可为健康领域相关研究和临床实践提供科学、灵活、系统的患者健康结局测评工具。来自全球的 PROMIS 团队希望,通过对患者报告结局工具在研究和临床实践中的选择和应用方式的变革,并基于数据的持续收集建立国家层面的患者自我报告健康数据资源库,通过这些数据的深入挖掘和应用可真正"反哺"患者的健康照护,即倾听患者声音,让患者声音深入健康照护。

(吴傅蕾,夏浩志)

参考文献

[1] PHO. Intro to PROMIS[EB/OL] https://www.healthmeasures.net/explore-measurement-systems/promis/intro-to-promis[2022-03-05]

[2] PHO.Scoring Instructions[EB/OL] https://www.healthmeasures.net/score-and-interpret/calculate-scores/scoring-instructions[2022-03-09]

[3] PHO. Measure Development & Research[EB/OL] https://www.healthmeasures.

net/explore-measurement-systems/promis/measure-development-research［2022 – 03 – 12］

［4］ Dewalt D A，Rothrock N，Yount S，et al. Evaluation of Item Candidates：The PROMIS Qualitative Item［J］. Medical Care，2007，45（Suppl 1）：S12 – S21.

［5］ Kratz A L，Schilling S，Goesling J，et al. The PROMIS Fatigue Profile：a self-report measure of fatigue for use in fibromyalgia［J］. Quality of Life Research，2016，25（7）：1803.

［6］ Ahmad S F，Schifferdecker K E，Carluzzo K L，et al. Development and Initial Validation of the PROMIS-Plus-HF Profile Measure［J］.Circulation：Heart Failure，2019，12：e005751.

［7］ Kushalnagar P，Paludneviciene R，Kallen M，et al. PROMIS-deaf profile measure：cultural adaptation and psychometric validation in American sign language［J］.Journal of Patient- Reported Outcomes，2020，4：44.

［8］ 刘砚燕,姚静静,陈如男,等.患者报告结局测量信息系统（PROMIS）的研究进展［J］.现代预防医学,2013,40(13)：2440.

［9］ 吴傅蕾.乳腺癌阶段特异性患者报告结局测量系统的构建研究［D］.上海：中国人民解放军海军军医大学,2019.

［10］ 蔡婷婷,黄跃师,李丹钰,等.成人患者报告结局测量信息系统特征集的研究进展［J］.护士进修杂志,2021,36(4)：302.

［11］ 朱瑞,黄青梅,吴傅蕾,等.成人患者报告结局测量信息系统简表的应用及研究进展［J］.护士进修杂志,2021,36(4)：298.

第四章　认知性访谈与患者报告结局

在患者报告结局的早期研究中,研究者在测量工具的开发和研制上遭遇了挑战,即,如何保证测量工具准确表达了研究者期望了解的问题以及被试者正确理解了问题,从而保证收集到的信息乃至整个研究的客观性和可靠性? 认知性访谈(cognitive interviewing, CI)直接从患者角度获取信息,从根本上解决了上述问题,极大提高了 PROMs 的效度,使得工具质量大幅提升。CI 也称认知测试(cognitive testing, CT)或认知汇报(cognitive debriefing, CD),其目的是深入了解、分析和揭示被试者对工具开发者所设计的调查条目进行理解和应答时大脑对信息加工和处理的过程,从而保证调查工具语义的准确性和在目标人群中的可理解性,是患者报告结局测量(patient-reported outcome measures, PROMs)工具构建过程中不可或缺的环节。本章将介绍 CI 的理论基础、CI 的实施过程与方法以及 CI 在 PROMs 中的应用,以期为后续研究和应用提供理论和方法参考。

第一节　认知性访谈的理论基础

一、认知性访谈的基本理论

应用 PROMs 的过程本质上是为被试者基于工具内容,调动脑中与所调查的概念或现象有关的记忆的过程,而 CI 的发展即源于对人类记忆过程的深入解剖。其中,编码特异性原则(encoding specificity principle)和记忆痕迹的多成分原理(multi-component view of a memory trace)是 CI 发展的两大重要基础理论。编码特异性原则认为,人们通过对信息进行编码加工的方式储存记忆,个体提取记忆信息时的编码方式和存储时的编码方式相似程度越高,回忆的效果越好,反之亦然。因此,在回忆时若能够重现对某一事件的编码处理过程,有助于记忆者想起暂时被遗忘的相关信息。记忆痕迹多成分原理是指记忆的痕迹不是对某一具体事件的完整再现,而是由多个零碎的记忆点组成的。记忆者根据任意一个记忆痕迹点,可能会回忆起其中某些记忆信息,而另外一些信息则可能被遗忘。因此,人们应从多途径、多角度进行信息提取以获得事件的完整信息。

二、认知性访谈的应用理论

CI 关注受访者在回答调查问题时所经历的认知过程。对研究者而言,认知过程的各个阶段都很重要。CI 以图兰戈(Tourangeau)于 1984 年提出的四阶段调查作答过程模型(stages of the survey response process)为基础,后再结合了其他人的模型和理论优点进行了模型改进。CI 的理论模型认为,认知主要包括理解、回忆、判断、反应 4 个组成部分和 13 个具体过程(图 4-1)。

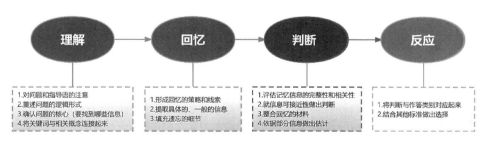

图 4-1 认知反应过程

理解阶段,受访者首先应对调查问题进行编码,形成一定的问题表征。问题核心表征使得受访者明确了回答问题所要求的信息,另一方面则指导受访者提取相关信息。从认知访谈的角度来看,这一阶段需要关注两个问题:第一,受访者对问题的整体理解是怎样的? 第二,受访者对问题中某些具体的词汇或短语是如何理解的?

回忆阶段,与调查问题相关的信息将从受访者的记忆中提取。所提取的信息可能可以直接用于回答调查问题,也可能只是部分的、不完整的。这一阶段需要注意受访者需要提取哪种类型的信息,他们实际上提取了什么样的信息,以及受访者采用了怎样的信息提取策略。

判断阶段,受访者面临的决策和判断主要包括问题所要求的信息类型是否可以获取以及提取的信息是否有价值或是否充分。有时,受访者可能会意识到需要重新对问题进行编码和理解。最终的反应通常并不具有唯一性,因此模型将反应看作是从多种选项中进行选择的过程。

每一个受访者并非必须经历所有过程,这跟受访者自己对答案准确性的要求、回答的速度等诸多因素有关。尤其是面对一些复杂的问题时,个体问题解决过程可能包括一系列的步骤。然而在很短的时间内作答或当问题难度过于简单时,这 4 个组成部分并不能清楚区分开来,而是相互重叠,受访者可以同时进行,也可以回头更改答案或者跳过几个过程。此外,问题回答的认知过程也会随着问题类型和受访者特征的变化而变化。这一模型为如何拟定 CI 提纲提供了理论依据。

第二节　认知性访谈的过程与方法

一、认知性访谈的一般过程

实施前,首先要做好以下准备工作:① 拟订调查问卷,并邀请相关领域专家进行审核评估;② 形成第一轮 CI 使用的访谈提纲;③ 根据研究目的确定目标人群;④ 组织访谈者培训。前期准备就绪后,正式实施 CI。每一轮访谈(或称为认知访谈循环)会经历以下环节:① 单独访谈受访者;② 整理受访者在访谈中遇到的问题，思考可能的修改方式。如有多名访谈者，也可在讨论的基础上，提出可能的修改建议；③ 根据讨论结果，对问卷进行修改完善；④ 修改条目再次访谈。经过多轮访谈和修改，形成初步问卷，进行预调查。在前几轮的访谈中，侧重点可放在受访者对问卷中概念的一般性理解上，后几轮侧重点则可放在受访者对问题中的具体措辞或问题的形式上。

二、认知性访谈的目标人群选择

CI 旨在深入挖掘受访者在作答时的认知过程，采用的是归纳的、质性的方法，多使用目标选样。研究者应尽可能选择最大差异的样本，才能发现调查工具的目标人群可能遇到的所有问题。研究者应根据研究目的，拟定选样的关键变量，如不同年龄层、不同教育程度、不同疾病等，每个变量的不同类别以 2～3 人为宜。如以教育程度为关键变量进行差异选样，将教育程度划分为小学及以下、初中、中专及高中、大专及以上，则每个分类下均需要 2～3 位访谈对象。

在样本量上，与一般的质性研究样本量需求类似，CI 也以是否达到信息饱和为样本量确立的标准，一般认为 5～15 是最常用的样本量。此外，还需根据修订的结果确立补充访谈的样本量和访谈的轮数。

三、认知性访谈提纲的拟定

CI 多采用半结构式访谈。在实施访谈前需先确定访谈提纲，在访谈提纲的结构上，一般包括受访者对问卷总体，指导语，以及具体条目和选项的认识。每个条目对应的具体问题都应包含以下四大部分：① 对问题的理解，如整体的问题对受访者来说是什么意思，受访者如何理解问题中某一具体的词；② 受访者用于从记忆中检索相关信息的过程，如需要回忆什么才能回答这个问题，以及受访者采用什么方法搜索信息；③ 决策过程，如受访者选所选的选项是否有充分的动机；④ 应答过程，受访者所选择的答案所代表的含义以及是否有合适的答案选项。

可结合认知过程的 4 个阶段理论和口头提问基本类型,即后文介绍的探究技术,包括如理解/解释性提问、一般性提问、信心判断提问、具体信息提问等,来设计访谈提纲,以了解受访者的全部作答过程。以患者报告结局测量信息系统(patient-reported outcome measnrement information system,PROMIS)某简表的 CI 为例,理解性/解释性提问包括,您对这份问卷的整体理解和想法是什么? 整张问卷有没有您觉得难以理解的题目? 如果有,能否告诉我哪些条目不好理解,为什么? 您能够提供更容易理解的表达吗? 对您而言,"过去的 7 天"是什么意思? 一般性问题的设置可参考以下问题,如您觉得这些调查表中有没有哪些题目与调查主题不相关? 您觉得这些调查表中有没有哪些题目或地方的表达让您觉得不舒服? 如果有,您能否告诉我哪些条目不恰当,为什么? 您觉得应该如何调整? 信心判断提问包括如果我们问您"过去 1 周内"的经历和"过去 7 天内"的经历,答案会不一样吗? 您的这个答案是基于什么时间范围? 您刚才在回答这个问题时,脑海里想了些什么? 具体提问内容可参考,您是否能解释一下您对问卷中"生活态度"感到满意的原因?

四、认知性访谈的访谈技术

(一) 有声思考法

有声思考(think aloud),又叫出声思维,要求受访者讲述自己从读题、思考到答题的整个过程,分为同步有声思考和回溯有声思考。同步有声思考是指受访者在答题的同时讲述思考过程。如要求受访者对"12×5"进行有声思考,受访者不能只告知结果,而需要讲述"2 乘 5 等于 10""1 进位""1 乘 5 等于 5""5 加 1 等于 6""结果是 60"。回溯有声思考是指在受访者回答所有问题之后进行。有声思考对受访者要求较高,适用于经过系统培训的受访者,且因该方法需要受访者注意关注问题解答的过程,不适用于一些过于简单或询问态度、信念的问题。

(二) 言语探究

言语探究(verbal probing),又被称为"追问",包括 3 种访谈技术,即受访者汇报(respondent debriefing)、释义(paraphrasing)和探究(探针)技术

(probing techniques)。因这 3 项技术主要由访谈者询问,受访者回答,故常被合用。受访者汇报在完成答题后进行,目的是了解导致受访者难以理解某些条目的具体原因。受访者会被问及他们对调查的整体印象,是否有应答困难或敏感的问题,还可用来揭示一些敏感问题以及受访者不应答的原因。释义是指受访者被要求用自己的话解释某条目,考察受访者是否理解了问题本身。使用探究技术时,受访者被要求提供关于各条目的清晰度和可理解度的信息,单个条目和回答选择的含义,以及每个条目的相关性。言语探究使访谈者能够更好地控制访谈,并将注意力集中在回答错误的潜在来源上。然而,受访者的反应可能会受到访谈者的假设和目标的影响,而产生偏移。上述的技术方法各有优劣,在具体实施过程中,研究者可以根据自身研究目的、意图以及各种方法的特点和功能,来选择恰当的口头提问类型和适当的语言组合形式,充分发展各种方法的优势。

五、认知性访谈的资料分析

CI 的资料收集和分析同步进行。首先将录音进行文字转录,建议将某一调查问题的所有录音数据放在一起进行转录,形成关于某一调查问题的独立文档,这将有助于研究者将每个调查问题视为一个独立单元进行详细分析。也就是说,整个调查问卷包含多少个调查问题,即形成多少个文档。资料经双人核对后进行初步分析。随后汇总访谈内容并确定问题。汇总每个调查问题的信息,初步确立可能存在的问题。其次分析每个调查问题的汇总文档。比较所有受访者对同一个条目的相关问题,仔细辨别这些访谈问题的含义。最后确定结果并得出结论。此步骤在前 3 个步骤的基础上进行,要求研究小组成员全部参加,共同对问卷中的每个问题进行审视,决定该调查问题是否删除、保留或修改。

数据分析时应注意两点。第一,访谈的趋势。即多次出现在各个访谈中的问题,说明这个问题比较重要,资料分析时切不可忽略。第二,新发现的问题。有时候新发现的问题仅出现在一个调查问题的访谈中,其参考价值也不容忽视,因为这些新的问题可能严重影响数据的质量,或这些问题在实际调查中可能会经常出现。

六、认知性访谈法的研究报告框架

2013 年,《欧洲行为和社会科学研究方法杂志》发表了欧洲方法论官方协会构建的认知性访谈法研究报告框架(the cognitive interviewing reporting framework,CIRF)。CIRF 共包括 10 个方面的内容,即研究目标、研究设计、伦理、参与者的选择、数据采集、数据分析、发现/结果、结论/影响和讨论、研究的优势和局限性以及报告格式(表 4 - 1)。CIRF 相对灵活,不要求所有 CI 研究报告都包含框架内的所有要素或遵循框架的条目顺序,而是基于研究的具体情形选择报告的要素和顺序。

表 4 - 1　认知性访谈法研究报告规范框架

结　构	条　目　内　容
1. 研究目标	(1) 明确研究目的,对该研究工具进行预试验的背景 (2) 提供相关背景文献的综述以及该研究的理论视角
2. 研究设计	描述整体研究设计的特征和设计基于的基础
3. 伦理	提供对研究内容和参与者进行了伦理考虑的证据 (1) 伦理委员会或机构审查委员会的批准(同意程序) (2) 鼓励人们参与研究项目和介绍研究项目给参与者的具体方法 (3) 参与者/消息来源的保密性和匿名性的保护
4. 参与者的选择	描述所使用的选择参与者的方法 (1) 参与者一般人口统计学信息和其他特定信息的详细描述 (2) 参与者的选择是否能够满足既定的研究目标
5. 数据采集	提供有关数据采集方法的信息 (1) 访谈的主持者是谁,有几位访谈者 (2) 是否有对访谈者的培训 (3) 是否记录了会话过程,是通过什么形式记录的(音频/视频) (4) 是否有访谈者笔记,如果有是如何进行使用的 (5) 采用了哪一类口头报告方法(即访谈技巧),有声思考、探究还是两者结合 (6) 在研究过程中,是否对访谈方案进行了调整,如何调整的 (7) 数据是否达到饱和

结　构	条　目　内　容
6. 数据分析	描述本研究中数据分析的方法 （1）原始数据如何转换为代表性问题领域和解决方案类目的 （2）使用了什么软件进行数据分析 （3）是否考虑了数据分析的可靠性问题，有没有采用多个研究者重复分析部分或全部数据等方法以保证数据分析的可靠性 （4）研究人员如何合作分析数据，如何鼓励系统的分析步骤（特别是在访谈地点和研究室之间的系统合作） （5）是否努力寻求不同的观察角度，如运用三角测量法 （6）是否有定量证据用以补充定性证据
7. 发现/结果	无论是针对每个条目、调查问卷中有意义的部分，还是针对整个调查问卷，都要以系统、清晰的方式介绍结果 （1）观察到的相关受访者对每个评估条目的行为反应 （2）受访者的特质、行为、地位的不同会在多大程度上对结果产生影响
8. 结论/影响和讨论	研究目标的实现 （1）如果在访谈中发现了问题然后修改了条目，则需要提供相关的副本 （2）发现的问题和产生的解决方案应该与前期研究有关联
9. 本研究的优势和局限性	讨论研究设计和运用的优势和局限性，以及这些因素对研究结果产生的影响。如果存在样本量很小、测试直到饱和都没有完成、不同访谈者的报告冲突等问题，则有必要对情况进行说明 （1）相关的先验期望或先前的经验 （2）本研究的发现对参与者所属的更广泛人群的影响或对其他环境的适用性 （3）研究的理论意义和实践意义
10. 报告格式	使用结构化和可接受的格式组织报告 与他人独立检查相关的主要研究文件应作为报告的附录或在线材料

第三节　认知性访谈在 PROMIS 中的应用

一、认知性访谈在 PROMIS 条目池开发阶段的应用

PROMIS 并非从头开始构建条目，而是从现存且广泛使用，具有良好测量

学性能的测量工具中析出条目并进行调试,形成条目池。但即便如此,许多条目在其源量表最初的开发和研制阶段没有经过正式的 CI。因此,在 PROMIS 条目池构建的过程中,研究者们为了获取受访者对 PROMIS 每个测量领域的条目池中所有条目的反馈,就每个条目的语言、可理解性、歧义性和相关性进行了 CI,PROMIS 的 CI 需要进行至少 5 次,涉及的问题包括对引言、问题、应答选项和时间框架的认知等。如果该条目在 5 次访谈后进行了重大修订,则该条目在修订后将再接受 3~5 次访谈。如研究者等在开发情绪困扰(焦虑、抑郁、愤怒)条目池时,就 238 个条目邀请 41 名受访者进行了 CI。当 2 名或更多的受访者对某一条目表示有疑虑时,条目将进行修改并开展 CI。该研究共进行了 3 轮 CI,第一轮访谈发现有 23 个项目(10%)需要修改。有几个条目在问题和回答选项之间出现了双重否定(许多参与者认为这种结构难以理解),故而被修改。例如,"我不能控制我的脾气",而回答选项是"从不"。该项目被改写为"我很难控制我的脾气"。此外,PROMIS 研究团队最关注的是不同阅读能力的群体和不同的种族群体对条目认知的差异。为此,受访者中均至少包括 1 名白人受访者和 1 名非白人受访者,且 5 人中至少有 2 人阅读水平较低或存在一定程度的认知障碍,从而最大程度地保证条目的可理解性。

二、认知性访谈在 PROMIS 翻译推广中的应用

CI 在研究工具跨文化推广时,尤其是涉及跨国别、跨文化和多语言情境的引进推广中被广泛运用。PROMIS 各领域的条目池已被翻译为多种语言版本,通过慢病治疗功能评价(functional assessment of chronic illness therapy,FACIT)翻译法完成翻译后,需要对小规模目标人群(一般 3~10 人)进行回顾性的 CI,以达到翻译与原文间的语义、概念上的等价。如笔者研究团队在对 PROMIS 成人焦虑和抑郁简表(共 17 个条目),采用半结构式标准化问题探针开展 3 轮,共计 20 人的 CI,对 6 个条目进行了修订,最终形成的焦虑、抑郁简表达成了与原版概念、语义的等价。荷兰团队对 17 个 PROMIS 成人条目库(共计 563 个),包括愤怒、焦虑、疼痛行为、身体功能、社交隔离等开展了 CI,对 70 名受访者开展了 CI,最终 53 个项目(9.2%)在问题的措辞上做了些许改变。

在翻译和推广中也会发现一些文化方面的问题，例如笔者研究团队在 PROMIS 儿童八大简表进行 CI 时发现，条目中"I could open the rings in the school binders."最初被翻译为"我可以打开学校活页夹的圆环"，大多数儿童不知道"活页夹的圆环"是什么意思，这个在国内并不常见，通过中美两国翻译人员协商确定将其修改为"长尾夹"，疼痛简表中有一个条目"It was hard for me to walk one block when I had pain."因为中文文化中并无"block"（街区）的概念，通过中美两国的翻译人员协商确定将其修改为"约 100 米"。另外，在荷兰团队和德国团队在对身体功能条目池翻译时也遇到了类似的困难，因为"door knobs（圆形门把手）"在荷兰和德国不常见，故而被改成了"door handle（长形门把手）"，但是这样的改动也势必会存在一个潜在的威胁，即经过改编的条目与原来的英语条目相比会显示出不同的测量特征。因为在使用"door knobs"和使用"door handle"之间，打开门所需要的具体手部动作是不同的，door knobs 需要转动和 door handle 只需要向下按。

三、PROMIS 研发推广中认知性访谈方法的改进

在 PROMIS 研发应用过程中，特别在探针问题开发方面，威尔斯（Wills）建议使用问题评价系统（question appraisal system，QAS）作为探针开发的框架，用于评估潜在故障的目标问题。QAS 系统包括一本详细讨论每种问题类型的手册。QAS 指导用户对调查问题进行系统的评估，帮助他们发现问题的措辞或结构中可能导致问题管理困难、沟通错误或其他失败的潜在问题。QAS 的步骤如下：阅读、说明、澄清、假设、知识/记忆、敏感性/偏差、应答类别等。例如，爱丽丝（Alice）等就"性体验"这一话题对癌症患者和幸存者进行了 39 次 CI，在访谈前，首先在 QAS 的背景下考虑了每个条目的潜在误差来源，根据 QAS 对每个条目进行审查，以得出有关潜在错误的假设，然后设计针对于特定条目的探针问题，来测试此类错误的发生情况。在 PROMIS 推广阶段，CI 的各种技术方法也被不断精进融合，在荷兰版本 PROMIS 成人生理功能条目库翻译过程中，采用了三步测试访谈法（three step test interview，TSTI），这是一种基于有声思考方法论的 CI 技术。TSTI 是一个专门为测试

自我评估问卷而设计的定性研究工具。TSTI 包括以下 3 个步骤：① 受访者驱动的应答行为观察；② 访谈者驱动的后续调查，目的是找出观察数据中的差距；③ 访谈者驱动的汇报，目的是获取受访者的经验和意见。此方法在近期的研究中，已被证实能够有效识别与健康相关的生活质量问卷中的报告错误以及可能被受访者掩盖的态度信念。

综上所述，认知性访谈在 PROMs 工具开发、修订以及文化调试上起到至关重要的作用。它可以帮助我们更好地解决这些问题：调查问卷是否充分反映了所要研究的科学问题？问卷是否能被正确理解？它能够帮助研究者明确不同背景的被试者对问题的理解，了解研究对象给出答案的心理过程，判断其答案所代表的信息程度。通过 CI，可以从被调查者的角度而不是研究者的角度来看待问卷条目的完成过程。作为 PROMs 的代表工具之一的 PROMIS，其条目库的开发研制和推广过程都采用了 CI。认识到 CI 的重要性及其在 PROMIS 发展、推广过程中的价值，对于我国患者报告结局研究日后的发展至关重要。希望 CI 技术及其研究方法能够与 PROMIS 一样，被广大研究者重视，期望在相关的研究和工作中得到启用。

（杨琄，吴傅蕾）

参考文献

［1］ Boeije H，Willis G. The cognitive interviewing reporting framework（CIRF）［J］. Methodology，2013，9(3)：87

［2］ Tourangeau R. Cognitive Aspects of Survey Measurement and Mismeasurement［J］. International Journal for Quality in Health Care，2003，15(1)：3

［3］ 杨琄，黄跃师，黄青梅，等.认知性访谈在患者报告结局测量信息系统中的应用［J].护士进修杂志，2020，35(19)：1739

［4］ Pilkonis P A，Choi S W，Reise S P，et al. Item banks for measuring emotional distress from the Patient-Reported Outcomes Measurement Information System （PROMIS）：depression，anxiety，and anger［J］. Assessment，2011，18(3)：263

［5］ Meadows K. Cognitive Interviewing Methodologies［J］. Clinical Nursing，2021，30(4)：375

［6］ Isabel B，Luis P J，Fons V，et al. What Cognitive Interviews Tell Us about Bias in Cross-cultural Research［J］. FIELD METHODS，2018，30(4)：277

［7］ Hak T，Veer K，Jansen H. The Three-Step Test-Interview（TSTI）：An observation-based method for pretesting self-completion questionnaires［J］. Survey Research Methods，2008，2(3)：1

［8］ Dvm W M，Byrom B，Skerritt B，et al. Standards for Instrument Migration When Implementing Paper Patient-Reported Outcome Instruments Electronically：Recommendations from a Qualitative Synthesis of Cognitive Interview and Usability Studies［J］. Value in Health，2018，21(1)：41

［9］ Willis G B. The Practice of Cross-Cultural Cognitive Interviewing［J］. Public Opinion Quarterly，2015，79(S1)：359

［10］ 刘砚燕.儿童自我报告结局测量信息系统在儿童癌症人群中的测评［D］.第二军医大学,2013：43－46

［11］ 吴傅蕾.乳腺癌阶段特异性患者报告结局测量系统的构建研究［D］.中国人民解放军海军军医大学,2019：60－65

［12］ 杨瑒,黄跃师,吴傅蕾,等.基于认知性访谈的中文版患者报告结局测量信息系统焦虑和抑郁量表的研制［J］.护士进修杂志,2021,36(22)：2069

［13］ Fisher R P，Geiselman R E，Amador M. Field test of the Cognitive Interview：enhancing the recollection of actual victims and witnesses of crime［J］. J Appl Psychol，1989，74(5)：722

［14］ Katharina M. Comparing Cognitive Interviewing and Online Probing［J］. Field Methods，2016，28(4)：363

［15］ Wright J，Moghaddam N，Dawson D L. Cognitive Interviewing in Patient-Reported Outcome Measures：A Systematic Review of Methodological Processes［J］. Qualitative Psychology，2021，8(1)：2

第五章　计算机自适应测试与患者报告结局

计算机自适应测试（computer adaptive tests，CATs）作为颠覆传统测验方式的一种新技术，在医疗照护等健康领域的应用逐渐广泛，并展现出独特的优势。CATs 的发展和应用始于教育学测验领域，如美国研究生入学考试（graduate record examination，GRE）、美国教师资格考试（Praxis）、中国汉语水平测试（Hanyu Shuiping Kaoshi，HSK）等都借助了 CATs 技术。本章主要介绍什么是 CATs、CATs 的理论基础、实施过程、相较于传统测验方式的优势，以及其在患者报告结局（patient-reported outcomes，PROs）领域的应用情况。

第一节　计算机自适应测试概述

一、计算机自适应测试的概念

计算机自适应测试又称为计算机自适应测验、计算机自适应考试，由计算机根据被试者能力水平在题库中自动选择测题，最终对被试者能力做出估计，是一种能够适应被试者能力的测试方式。在健康测量领域，即由计算机根据被试者的潜在特质水平，在条目池中自动选择条目，最终对其潜在特质的水平进行估计。CATs 的最大特点在于系统可依据被试者上一道题的答题情况预测被试者的能力水平，然后适应性地给出下一道题，直至最终精确地估算出被试者的能力水平，做到因人施测、量体裁衣。

二、计算机自适应测试的理论基础

CATs 以项目反应理论（item response theory，IRT）为理论基础。IRT又称潜在特质理论（latent trait theory），理论将个体身上所特有的相对稳定的行为方式称为潜在特质（latent trait），它无法被直接观察和测量，但可通过由专业研究者构建的一系列与这一特质相关的条目间接反映。理论假设被试者对条目的反应结果受其潜在特质和项目特征（如项目难度）的共同影响，也就是说，被试者的潜在特质与其对某一特定条目的响应存在某种函数关系，IRT即是明确这一函数关系。

IRT 的条目水平分析和等值技术是基于 IRT 构建 CATs 的基础。不同于经典测量学（classic testing theory，CTT）模型更多地关注整个量表或测试层面，IRT 正如其名，关注的是个体在条目水平的应答。也就是说，IRT 通过个体对条目的应答估计其潜在特质的水平，而不是条目回答的正确数或条目总得分。也就是说，基于 IRT 构建的条目，其各个参数是独立的。另一方面，IRT 的等值技术可以将不同群体、不同条目计算出来的难度值转换到统一量尺上，这样条目池中的难度值才具有唯一性。只有经过了这样的转换，才能构建 CATs，也就是说，只有基于 IRT 构建的条目池才有可能发展为 CATs 的条目池。

三、计算机自适应测试的实施过程

CATs 的施测过程主要包括：① 根据对个体体验的特质水平，或者预测试人群等以往被试者的特质水平平均值，从条目池中选择第一个条目对被试者施测。一般来说，第一个条目的难度是中等水平的；② 根据被试者对前一个条目的反应，估计他的能力范围；③ 根据估计到的反应评估值，按最大测验信息自动选择下一个条目；④ 当符合终止策略规则时，终止测试，给出最终的评估值；⑤ 做好测试结果的综合审查、专业反馈和储存管理。在测验初始时，计算机倾向于选择难度中等的题目，若回答正确则认为其能力（或潜在特质水平）高于中等水平，可给予较高难度的条目；计算机根据被试者第二题的回答情况，对其能力再作估计，在第二次估计基础上，选择最接近其能力估计值的条目。如此反复，随着被试者回答条目的增多，计算机对其能力的估计精度越来越高，最后其估计值将收敛于一点，该点就是该被试者的能力较精确的估计值。

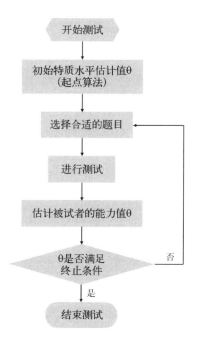

图 5-1 计算机自适应测试施测流程图

四、计算机自适应测试的优势

CATs 相较于传统的笔试或非自适应的测试主要有以下优势：① 测试更有针对性，强调和尊重受试者的个体性和独立性；② 测试过程中受试者不会因题目超过自己的能力水平而感到沮丧、也不会因为题目过于简单而高估自己的能力水平或是对测试失去兴趣，有利于把控被试者的答题节奏，获得更好的答题体验；③ 能同时保障测量范围和测量精度。此外，由于该测试依托计算机系统和互联网实现，同时还具有以下优势：① 施测不受时空的过多限制；② 即时反馈测验结果；③ 便于测试相关数据的存储、查询与分析；④ 每一次的出题、施测与评分更便捷；⑤ 后期可以借助虚拟化技术，使测验情境更加真实立体。

第二节 计算机自适应测试的研制过程

CATs 的研制包括了条目池建设、确定算法、测量学检验、正式使用与条目池维护更新 4 个步骤。

一、条目池建设

大型条目池是 CATs 的基础，也是 CATs 开发的难点所在，代表了其测量范围。CATs 的条目池不是简单地将条目拼凑在一块，它应具备以下特征：条目测量内容及其分布符合测量目标要求（如测量维度、内容分布等）；每个条目具有明确的测量领域；每个条目都有 IRT 模型参数（如难度参数、区分度参数等）；每个条目的参数都定义在同一量尺上，即入池前需进行等值设计与等值转换；条目均符合测量学要求，如有高区分度，无明显的项目功能差异（differential item functioning，DIF）等。

1. 条目开发

条目的开发一般有两条路径：一是对已有条目进行修改或直接使用；二是根据测量要求由相关内容领域的专家开发编制新的条目。患者报告结局测量（patient-reported outcome measures，PROMs）工具的条目一般源于已有经典量表中的条目，是基于利益相关人群访谈析出的条目，其开发已融入了相关内容领域的专家意见。在条目数量上，如果计划最终 CATs 的条目池需要 300 个条目，那么最初编制的条目数应该要远超过 300 个，如 450 个左右。

2. 等值设计与测验组合

为了保证所有条目参数都建立在同一量尺上，需进行测试等值设计，并据此进行测试组合。在实际操作中，目前采用较多的等值设计方案是基于 IRT 的锚测试（anchor test）非等组设计，即两份不同的测试中有部分相同的试题（锚），后通过锚测试这个中间媒介实现两份测试间的项目参数等值。

3. 测试与参数估计

将经过等值设计并组合的多份条目池组在被试者中进行测试。为了保证 IRT 分析的科学性，每份条目池组测试的被试者人数尽量不少于 1 000 人，后采用 IRT 相关模型对测试数据进行参数估计及 IRT 分析。

4. 项目分析与筛选

根据上步估计的条目参数（如难度、区分度参数、信息量等）以及模型拟合参数、条目 DIF 等进行条目筛选,淘汰不符合测量学要求的条目。有以下情形之一的条目应考虑淘汰:条目测量的维度不符合单维,如条目在多个维度上均具有高因子载荷;条目区分度过低;条目难度值奇异;模型拟合不佳;存在 DIF 等。

5. 测验等值

采用 IRT 的等值方法,如条目特征曲线等值法,实现不同测验间的条目参数等值,以保证条目参数定义在同一量尺上。

6. 形成正式条目池

经以上五步,把最终符合测量学要求且条目参数等值在同一量尺上的条目组成条目池。若此时条目池的条目数量未达到要求,则应考虑开发新条目,并经以上五步,直至条目数量符合要求。或可采用条目在线标定(on-line item calibration)技术,在实际使用过程中实现条目池的自动扩充。

二、确定算法

实现"因人施测"的自适应需要相关的 CATs 算法作为支撑,CATs 算法的构建主要涉及以下方面。

1. 选题策略

CATs 需根据被试者特点选择适合被试者的条目,在能力测量的 CATs 中,则需要根据被试者能力的高低选择相应难度的条目测量被试者,如能力高的被试者可以选择难的条目,能力低的被试者选择容易的条目,从而达到被试者能力水平与难度相匹配的自适应。目前在 CATs 领域中,最大信息量法是最常用的选题策略。

2. 能力参数估计

由于事先不知道被试者的能力水平,所以 CATs 一般先选择中等难度的题目给被试者做,并根据被试者对这几题的作答情况来估计被试者当前的能力值,依此循环,直至达到 CAT 终止的规则。在这个循环过程中,需要不断估计被试者的能力参数。目前使用较多的能力参数估计方法有极大似然估计(maximum likelihood estimate,MLE)、极大后验估计(maximum a posteriori,MAP)、贝叶斯期望后验估计(bayes expected a posteriori,EAP)等。

3. 曝光率控制

由于CATs的条目池数量有限,当被试者较多时,条目被使用的次数就会越多,尤其是高区分度、质量较好的条目,即条目的曝光率也越高,测试的安全性越差。此时,过度曝光的条目的测量性能(如难度参数)会发生改变,进而影响到CATs的测量精度。因此需要采取一些技术来控制曝光率,从而提高条目池使用的均匀性,保证CATs测试的安全性及测量精度。

4. 终止策略

终止CATs的方法一般有两种,一种是定长(fixed length),即当被试者完成了一定数量的条目就结束测试;另一种是不定长(variable length),即固定测量误差(或测量信度),即如果某被试者在CAT测试过程中达到某一设定的测量精度,则停止测试。PROMs一般采用后者。

三、测量学检验

信度验证一方面可借鉴CTT的信度验证方法。另一种思路,是以IRT为基础的测验信息量法,通过信息的大小来考察测量误差及测量的信度。

效度验证多采用CTT的方法验证,如效标关联效度,即CATs测量结果与某一效标之间的关联程度。常用的评价方式是将其与经典量表或该条目池发展的其他简表进行比较。

四、正式使用与题库维护更新

随着时间的推移,CATs条目池中有的条目可能内容陈旧或过时,有的条目被使用的次数过少或从未被使用,而有的条目则被过度使用(曝光率高)等,这些都对条目池的维护与更新提出了新要求。一方面需要对已有条目池中的条目进行适度的调整、修改甚至删除;另一方面还需根据测量概念的发展,不断向条目池中增加新的、质量优秀的条目,从而使条目池能满足实际测量需求。在教育考试领域,目前学者们已提出了多种CATs新题参数的在线标定技术,即在CATs的实际使用过程中,自动实现对新增加的试题或题库中修改了的试题进行项目参数标定,从而省去了组卷测试以及等值等烦琐工作,大大节省了对题库维护更新的成本。健康测量领域可以此为参考,捕捉在线测量条目,进行条目池的发展和更新。

第三节 计算机自适应测试在 PROMIS 中的应用与展望

鉴于 CATs 的独特优势,PROMs 领域已开展多个项目以更新传统测量方式,从而实现提升 PROs 测量的效率,减轻被试者测量负担,改善被试者测量体验。多个大型健康测量领域的国际组织,如欧洲癌症研究和治疗组织(European Organization for the Research and Treatment of Cancer,EORTC)、美国国立卫生研究院(National Institutes of Health,NIH)等均在研发基于 CATs 的健康及结局测量。下文以患者报告结局测量信息系统(patient-reported outcome measurement information system,PROMIS)为例,介绍 CATs 在 PROs 领域的应用。

一、PROMIS‑CATs 系统介绍

PROMIS 是目前健康测量领域 CATs 技术发展和应用较成熟完备的系统。PROMIS‑CATs 系统分为儿童和成人两大板块,包含生理、心理、社会健康三大模块,每个模块又包含多个不同的测量领域。使用 CATs 系统进行测量,PROMIS 的每个领域仅需回答 4~12 个条目即可完成测试,大大降低了被试者的测量负担。此外,通过与移动医疗技术相结合,患者可在医院或家中利用手机移动端完成作答并得到即时的反馈,国外很多机构正逐步将 PROMIS‑CATs 用于患者健康结局的常规监测。

二、PROMIS‑CATs 的应用

(一) PROMIS‑CATs 用于常规结局监测

常规结局监测是通过反复的问卷测量来监测疾病的进展,是调整治疗方

案和护理措施的重要依据。但反复的测量必然会增加患者的测量负担，可能导致患者测量依从性减弱和有效数据的丢失。由于 PROMIS-CATs 可以在保证测量精度的同时，减轻患者的测量负担，所以将 PROMIS-CATs 嵌入医院电子健康记录系统应用于临床，已被较多研究证实是解决上述问题的有效方法。如有学者将 PROMIS-CATs 嵌入到一所大型心力衰竭门诊电子病历系统中，并安装在平板电脑上。如此一来，心力衰竭患者在就诊时，可对其症状进行监测。美国马里兰大学的研究者将 PROMIS-CATs 嵌入马里兰骨科注册系统（Maryland orthopedics registry，MOR），建立了 MOR 研究注册系统，用于监测骨科术后患者整体健康水平的变化。美国亚特兰大学者则探索了将肺癌术后患者自我报告结局嵌入胸外科医师学会数据库的可行性，研究者采用平板电脑对数据进行收集，用以监测患者术后及术后 6 个月自我报告结局指标的变化，结果证实将 PROMIS-CATs 纳入电子健康系统可以较好地对患者的症状和功能进行动态监测。将 PROMIS-CATs 嵌入初级诊疗的信息门户系统中，用以测量患者功能状态的变化，也被证实可为慢性病患者提供有效、高质量且成本效益较高的护理。

　　由于 CATs 系统测量范围广，测量精度高，测量效率高的特点，PROMIS-CATs 适用于多种疾病症状和功能变化的长、短期监测，可以促进患者健康相关信息在医护人员、患者和照顾者之间流动，帮助医护人员更好地了解患者的症状及功能变化，为临床决策的制订提供患者报告的数据。而且，对于居家长期自我照护的慢性病患者而言，PROMIS-CATs 也可帮助其更好地对自身症状和疾病进行自我管理，促进医疗资源的有效利用。

　　（二）PROMIS-CATs 用于疾病个性化治疗

　　目前临床上关于治疗效果的评价多采用反应疾病活动度的结果（如疾病缓解），而不是以患者为中心的结局指标。在很多情况下，医生在进行治疗决策时所考虑的视角与内容与患者是不一样的。很多学者已经意识到纳入标准化的、经过验证的患者自我报告结局评估系统，是促进患者参与治疗效果评价、使治疗过程个性化的有效方法之一。如有学者使用 PROMIS-CATs 中的疼痛、疲乏等领域和慢性疾病治疗的功能评估—治疗满意度—患者满意度

(functional assessment of chronic illness therapy-treatment satisfaction-patient satisfaction，FACIT‑TS‑PS)测量日常门诊就诊的风湿性关节炎患者的症状，随访 12 个月，共测量 5 次。患者可利用预约和候诊的时间，依据重要性对 PROMIS‑CATs 中的几个领域进行排序，选择自己认为最重要的领域，再从中选择 5 个能解决其治疗目标的问题，将选择好的领域和 5 个问题提交给对应的医生后，医生可在患者每次候诊时让患者进行自我评估与测量，这样患者每次的评估数据都可被录入电子健康信息系统，方便医生在患者就诊时随时查看与了解。研究结果证实，使用 PROMIS‑CATs 进行症状和功能测量，了解患者的真实需求，可促进目标治疗途径的标准化和个性化，促进患者参与，改善医—患交流，提高患者满意度。这也是目前国外医疗领域研究较多的"目标治疗"的研究内容之一。

（三）PROMIS‑CATs 用于预测疾病预后

目前健康领域的研究多是使用健康相关生活质量测量工具的总分进行结局指标的衡量，容易忽视患者可能主观感受到的某些健康结局。聚焦某一特殊症状或功能领域，可以指导临床医护人员重点干预，减少负性结局的发生。如对导致患者再次入院的症状进行重点关注，可能会减少患者的再入院率，减少卫生资源的消耗。有研究证实，将 PROMIS‑CATs 用于门诊治疗的癌症患者中可以显著减少就诊次数和住院率，改善癌症患者生存期相关的症状管理效果。研究者探索了一所大型医疗组织中患者的整体健康水平和后续的医疗利用率之间的关系，研究结果发现自我报告生理、心理健康结局水平较差的患者，再入院率显著较高。此外，PROMIS‑CATs 还可用于探索患者还可能存在哪些影响疾病进展的健康问题。帕蒂达尔（Patidar）等采用 PROMIS‑CATs 预测肝硬化患者住院时间和再入院的可能性，结果显示，患者首次入院的预测因子是肝性脑病和日常功能，患者再次入院的预测因子是疼痛。其中，PROMIS‑CATs 的日常功能模块可以独立预测肝硬化患者再入院的时间。

综上所述，随着理论研究的深入和信息技术的发展，基于 IRT 的 CATs 在医学领域的应用必将得到更好的发展。我们在这一领域的研发更应该加快步伐，大胆尝试从传统医学测量到计算机自适应测试系统的转变，借助多学科交叉团队的力量,在做中学、在学中做,注意开发流程的改进和理论研究的深入。我们期待 CATs 与医学领域的结合,能够碰撞出不一样的火花,最终改变对治疗结局的评估标准、促进疾病与健康的监测、提高患者的照护质量、改善患者的就医体验。

(吴傅蕾,黄跃师)

参考文献

[1] Wong L H, Meeker J E. The Promise of Computer Adaptive Testing in Collection of Orthopedic Outcomes: An Evaluation of PROMIS Utilization[J]. Journal of Patient-Reported Outcomes, 2022, 6(1): 2

[2] Sattui S E, Jannat-Khah D, Lally L, et al. Prevalence of Frailtyin Patients with Polymyalgia Rheumatica and Association with Health-Related Quality of Life, Cognition and Sarcopenia[J]. Rheumatology (Oxford), 2022. 8: 50

[3] Hussain J, Chawla G, Rafiqzad H, et al. Validation of the PROMIS Sleep Disturbance Item Bank Computer Adaptive Test (CAT) in Patients on Renal Replacement Therapy[J]. Sleep Medicine, 2022, 90: 36

[4] Zanocco K, Butt Z, Kaltman D, et al. Improvement in Patient-reported Physical and Mental Health after Parathyroidectomy for Primary Hyperparathyroidism [J]. Surgery, 2015, 158(3): 837

[5] Hessburg L T, Ziedas A C, Cross A G, et al. Patients with Preoperative Clinical Depression Symptomology Experience Significant Improvements in Postoperative Pain, Function, and Depressive Symptoms Following Rotator Cuff Repair[J]. Arthroscopy, 2021, 37(12): 3408

[6] Luijten M A J, Van Litsenburg R R L, Terwee C B, et al. Psychometric Properties of the Patient-Reported Outcomes Measurement Information System (PROMIS®) Pediatric Item Bank Peer Relationships in the Dutch General Population[J]. Qual Life Res, 2021, 30(7): 2061

[7] 涂冬波.计算机化自适应测验理论与方法[M].北京:北京师范大学出版社,2017: 39 - 44.

[8] 皋文君,袁长蓉.患者自我报告结局测量信息系统在国外的应用进展[J].中华护理杂志,2018,53(11):1401

[9] 黄跃师,张雯,杨瑒,等.基于项目反应理论的计算机自适应测试系统在医护领域的应用思考[J].护士进修杂志,2020,35(01):34

[10] 吴傅蕾,黄青梅,杨瑒,等.项目反应理论在患者报告结局测量工具研究中的应用及展望[J].护士进修杂志,2021,36(05):408

第六章 患者报告结局测量工具的
翻译与跨文化调适

由于国外患者报告结局测量工具（patient reported outcome measures，PROMs）相关研究的起步较早、成熟度较高，目前我国护理科研领域应用的大部分PROMs 工具由国外引进而来，这就涉及引进 PROMs 工具的语言翻译。翻译是指将源语言（source language，SL）所表达的信息转换为靶语言（target language，TL）所承载的信息。由于 PROMs 工具的研制往往根植于其所在的特有的文化情境、卫生保健体系、社会环境等，因此 PROMs 工具的翻译绝不是简单的语言翻译，还需要对源语言所表达的内涵、外延等实现跨文化的理解和传递，使得翻译后的PROMs 工具既要保持原意，又要符合本土文化的特点，达到在不同文化背景下概念的一致性，即跨文化调适（cross-culture adaptation）。跨文化调适的实质是在不同文化背景下保持靶语 PROMs 工具与源语工具的测量等价性（invariance）。

本章主要介绍了 PROMs 工具的翻译与跨文化调适的适用情景和原则、常用方法以及 PROMIS 的翻译及跨文化调适过程，以规范 PROMs 工具的翻译及跨文化调适相关研究。

第一节 翻译与跨文化调适的情景和原则

严格的翻译与跨文化调适的最终目的是产生一个与源语言和文化的

PROMs 工具各方面性能等价的靶语言工具。等价性是指两个版本工具能够无偏倚地测量同一个概念，即两个不同国家人群用相同 PROMs 工具测出的结果间的差异是真实差异，而不是由于 PROMs 工具本身性能差异所导致的。确保翻译后 PROMs 工具的测量等价性是不同国家、不同文化环境下的患者健康结局能够相互比较的前提。本节重点介绍 PROMs 工具翻译和跨文化调适的情景和需遵循的原则。

一、PROMs 工具翻译与跨文化调适的情景

根据英国翻译学理论家苏珊·巴斯内特（Susan Bassnett）的观点，文化情境是语言的源泉，语言是文化情境的载体，可见语言与文化紧密联系。PROMs 工具翻译不仅仅是不同语言之间的切换，更是不同文化间的交流。因此根据语言与文化的不同，学者吉耶曼（Guillemin）提出 5 种 PROMs 工具翻译与跨文化调适的情景（表 6-1）。

表 6-1　PROMs 工具翻译与跨文化调适的不同情景

不　同　情　景	在以下方面导致变化			所要求的调适	
	文化	语言	国家	翻译	文化调适
无文化、语言或国家的变化	—	—	—	—	—
源 PROMs 工具国家中的移民，语言相同	＋	—	—	—	＋
源 PROMs 工具国家中的新移民，语言不同	＋	＋	—	＋	＋
不同国家，但靶语与源 PROMs 工具语言相同	＋	—	＋	—	＋
不同国家，且靶语与源 PROMs 工具语言不同	＋	＋	＋	＋	＋

“—”表示无变化或不需要进行调适；“＋”表示有变化或需要进行调适

由上表可知，在 PROMs 工具的国际化推广和应用过程中，如仅仅涉及不同国家间文化的变化，则相对简单，只需要进行 PROMs 工具的文化调适即可，比如不同英语国家间（英国与美国）的 PROMs 工具引进。如涉及语言的

变化,则同时需要翻译和文化调适的过程。我国大部分 PROMs 工具由英语语言国家引进,同时涉及文化、语言及国家等情景的变化,属于最复杂的一种跨文化调适情景。因此为保证翻译与跨文化调适的质量,往往需要建立多学科合作团队,包括方法学专家、卫生保健专家、语言学家及翻译者等,且要求翻译者同时精通两种语言和文化。独立的或薄弱的研究力量将无法保障翻译及文化调适过程的严谨性,从而降低翻译 PROMs 工具在中国文化及人群中的适用性和可推广性。

另外,由于我国地域广阔,不同地区之间存在文化差异性,比如中国香港、中国澳门、中国台湾地区与中国大陆地区在语言表达习惯方面存在差异,以上地区引进的国外 PROMs 工具往往翻译为中国繁体字形式。在这样的情景下,中国大陆学者使用由中国台湾地区研究团队引进的测量工具时,需要在取得源 PROMs 工具作者授权后,重新对源 PROMs 工具进行翻译及文化调适。如果中国大陆学者使用由中国台湾地区学者自主研发的中文 PROMs 工具,往往也需要进行文化调适后再投入临床使用。

二、PROMs 工具翻译与跨文化调适的原则

根据学者弗莱厄蒂(Flaherty)及赫德曼(Herdman)均提出的对等性模型,PROMs 工具的翻译与跨文化调适过程需遵循五维度等价性原则。

（一）概念等价性

概念等价性(conceptual invariance)指的是两种文化背景下两个 PROMs 工具所测量的变量依据的理论及相关概念的一致性。PROMs 工具测量的往往是一个主观、抽象概念,比如癌症患者的焦虑感、病耻感、癌因性疲乏感等。不同文化背景下的癌症患者均有类似的感受或体验,依此概念内涵或相同理论框架研发的 PROMs 工具才能转换为不同语言版本,以用于不同文化背景下的患者。因此概念等价性是 PROMs 工具翻译与跨文化调适需遵循的核心原则,应贯穿整个过程的始终。

（二）语义等价性

语义等价性(semantic invariance)指的是 PROMs 工具条目在翻译前后表

达的意思相同,强调的是条目某些关键词或术语在字词、词语、词汇意思上的等价,且不仅是词语本身的内涵等价,还包括在特定环境下所暗指的隐义等价。学者赫德曼(Herdman)指出应从词汇的参考义、隐含义、情感义、反映义、搭配义、主题义6个方面来实现语义等价性。因此在实际操作中,选择的翻译者应该对源语和靶语PROMs工具所在的文化环境和语言系统均较熟悉。

（三）内容等价性

内容等价性(content invariance)指的是翻译后的每个条目所表达的内容与源PROMs工具所在社会文化环境相同,同时又符合本土文化情境,强调的是条目句子整体表达意思的等价。在实际操作中,由于西方和中国的卫生保健系统的某些术语名称不同,不可避免地会遇到某些条目在词汇上不符合本土环境的问题,如 nursing executive,翻译为护理首席执行官则不合适,在保证条目整体内容含义相同前提下调整为"护理部主任"则更加符合我国临床护理环境的实际情况。

（四）技术等价性

技术等价性(technical invariance)指的是翻译后的PROMs工具在资料收集方式上与源PROMs工具等同,包括PROMs工具的格式、指导语、调查方式等均保持前后一致。技术等价性主要体现在PROMs工具测试阶段,比如源PROMs工具采用纸质版自评方式收集患者资料,翻译后的PROMs工具也应该采用此种方式。但有些情况下操作方法也需要根据实际情况调整,比如面对不识字或者眼睛不好的老年人,可能需要研究者面对面访谈老人后,由研究者填写PROMs工具条目。另外,随着近年来电子化资料收集方式的发展,比如网页、微信小程序、APP等,传统的纸笔收集方式正在被逐步替代,这种情况下研究者需要首先验证不同测量技术的测量等价性。

（五）标准等价性

标准等价性(criterion invariance)指的是翻译前后两种PROMs工具在不同文化背景下评估变量的能力以及对结果解释的标准相同,主要体现在测量性能的等同性,包括具有接近的信效度、相同的计分方法及分级方式,以及评分结果的解释相同。在实际操作中,可通过选取一定数量的研究样本获得数据并结合统计学处理方法,检验翻译后的 PROMs 工具的测量性能,如信效度等。

以上 5 维度等价性原则中,概念等价性、语义等价性和内容等价性三者密不可分,共同保证 PROMs 工具在新的文化环境下准确测量某一概念的能力。但实际上我们很难在两种文化背景下建立完全等价的测量工具,只能尽可能降低整个研究过程中的翻译偏倚及文化调适偏倚,使得引进后的 PROMs 工具在以上维度上与源 PROMs 工具接近等价。

第二节　翻译与跨文化调适的常用方法

为了规范化 PROMs 工具翻译与跨文化调适的流程,许多著名研究机构和学者发布了 PROMs 工具跨文化调适研究指南,比如学者布里斯林(Brislin)提出的翻译与回译模型;美国矫形外科医师学会循证医学委员会(American academy of orthopaedic surgeons evidence based medicine committee,AAOS)推荐的 6 个阶段跨文化调适流程;慢性病治疗功能评价小组(functional assessment of chronic illness therapy group,FACIT)推荐的 FACIT 国际通用翻译方法;以及欧洲癌症研究和治疗机构下属生存质量小组(the European quality of life instrument group,EUROQOL)制定的翻译规范等。下面主要介绍目前研究中常用的 3 种 PROMs 工具翻译与跨文化调适方法。

一、Brislin 翻译与回译模式

学者布里斯林最早在前译法(forward translation,FT)的基础上提出了回译法(back translation,BT),形成了 Brislin 经典双向翻译模式,该模式解决了最初单纯使用"前译法"对测量工具翻译导致的等价性欠缺问题。其主要翻译过程为:由一名双语专家将 PROMs 工具从源语言翻译为靶语言(前译);然后请第二位没有接触过源 PROMs 工具(盲法)的双语专家进行回译(即将靶

语言翻译为源语言）；然后比较回译版本和源 PROMs 条目原文，如果两个版本在某些字或词上有差异，则需要对存在差异的字或词再次进行第二轮的翻译和回译。循环上述过程，直到回译后的语言表达与源 PROMs 条目原文表达之间没有差异（图 6 - 1）。

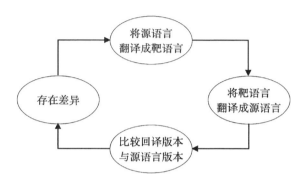

图 6 - 1　Brislin 翻译与回译模式

该模型的优点在于通过回译的方式对译本和原文不断比较，最大化保证翻译前后条目的语义等价性。但也使得该翻译模式过于强调语义对等，使得翻译重点倾向于"字词"而非整体句子内涵的表达。同时翻译与回译均只有一位双语专家，无法保证真正达到等价性。因此，一些学者在 Brislin 翻译模式基础上进行了改进，比如学者琼斯（Jones）等提出的改良模式强调要有两位或多位具有不同背景的双语专家独立进行翻译和回译。

二、AAOS 推荐的跨文化调适方法

AAOS 提出的 PROMs 工具跨文化调适指南共包含 6 个阶段，即正向翻译、综合、反向翻译（回译）、组织专家委员会评论、小样本预实验、向 AAOS 委员会提交所有报告并作评定（图 6 - 2）。已有较多书籍和文献对每个阶段做了详细介绍，此处不再赘述。需要指出的是，该方法在 Brislin 翻译与回译模式基础上增加了由第三位双语且双文化背景专家对翻译版本的整合和讨论，以及强调了组建多学科专家委员会对每个过程进行考察、评价、处理差异等，并且要求每个过程形成文字报告，详细记录每一个被提出的问题及其处理方法。

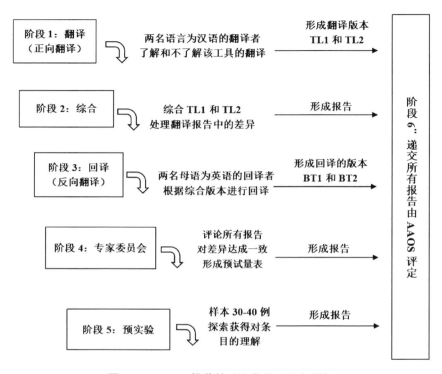

图 6-2　AAOS 推荐的跨文化调适流程图解

可见,该方法更加重视翻译及跨文化调适的过程,而不是结果。AAOS 在审核报告材料时,并不会更改任何内容,而是进行过程审查,核实研究者在整个翻译及跨文化调适过程中是否严格遵守了每个步骤并提供了必要的文字报告材料。如果研究者均很好地遵循了每个阶段的要求,那么某测量工具即被认为已经实现了合格的翻译和文化调适,可以被授权在本土文化中使用。

三、FACIT 通用翻译方法

FACIT 翻译方法最初由学者博诺米(Bonomi)等在 1996 年翻译癌症治疗功能评价量表时使用,后由美国西北大学健康结局研究和教育中心的艾瑞曼克(Eremenco)和大卫·塞拉(David Cella)等教授在总结 10 年应用经验基础上完善和更新,最终形成了目前 PROMIS 在国际化翻译中普遍使用的 FACIT

翻译指南。FACIT 方法的独特之处在于强调使用通用翻译方法（universal translation approach），即要求翻译者在翻译时采用书面语，尽量避免使用方言或口语，这种翻译方法旨在发展适用于多个国家不同地区语义等价的通用 PROMs 工具，而不是国家或地区特异性 PROMs 工具。涉及卫生政策、医疗资源利用、医疗制度等相关的测量条目可能不适合采用 FACIT 这种通用翻译方法，因为每个国家具体的卫生保健系统及相关制度各不相同，具有明显的政府政策特异性。FACIT 翻译与跨文化调适流程见图 6-3，其过程与 AAOS 跨文化调适流程类似，但 FACIT 方法在测试阶段同时采用了质性和量性方法，即增加了基于认知性访谈的质性检验。认知性访谈是由一小部分目标人群根据自身经验对条目内容进行信息反馈的过程，由经过培训的访谈者对条目进行口头调查，检验条目是否还存在一

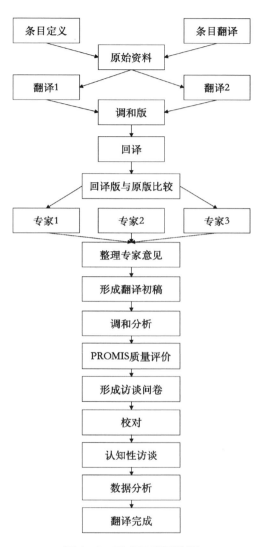

图 6-3　FACIT 翻译流程

些没有被发现的问题，如对条目的理解、回忆等认知问题（详见本书第四章）。学者布里斯林曾表示 FACIT 翻译方法是更加严谨的双向翻译方法，PROMIS 数据管理中心要求所有 PROMIS 条目的翻译均采用国际标准的 FACIT 翻译方法。

四、翻译与跨文化调适的注意事项

(一) 双语专家的选择

以上 PROMs 工具的翻译与跨文化调适方法虽然在流程与细节上不尽相同,但均强调双语专家的选择。可以说,优秀双语专家是保证测量工具翻译质量的关键。所谓的双语专家不仅仅是具备双语能力,还应该熟悉两种语言所根植的文化背景,且对翻译者和回译者两种不同类型双语专家在资质采选上亦有不同,具体为以下几点。

1. 在正向翻译(前译)阶段:要求双语专家(翻译者)的母语为靶语言且至少要有两位,两位翻译者须有不同的专业背景。其中一位翻译者是健康领域或测量学领域专家,熟悉相关专业术语,旨在从专业学术角度提供一个翻译版本。另一位翻译者最好没有医学及测量学背景,是单纯的翻译者但对习惯性表达、口语、俚语、情感用语非常熟悉,主要从非专业角度进行翻译以反映普通大众使用的语言。FACIT 翻译法还指出翻译最好的办法是一位翻译者目前正在美国居住,另一位翻译者在国内居住,但这仅仅是一个建议并不是绝对要求,研究者可根据实际条件灵活决定。

2. 在综合或调和阶段:要求纳入另外一名母语为靶语言的双语专家对两份翻译版本进行比较并选择出更加合适的翻译,如果都不合适需提供新的翻译并做出说明。该专家的专业背景可以是专业的语言翻译者或者是熟悉 PROMs 工具的临床专业人员,并要求该专家没有参与过第一阶段的正向翻译过程。

3. 在反向翻译(回译)阶段:要求回译者的母语为源语言,并能熟练使用靶语言。在回译过程中对回译者采用盲法,即回译者在此之前没有见过源 PROMs 工具的所有内容且并不知道其正在进行回译过程。AAOS 翻译法要求最低要有两位回译者且一位回译者熟悉医学专业术语和测量学知识,另一位回译者不熟悉相关专业术语但对源语言所在文化背景中的口语、俚语、隐喻、习惯性表达、情感用语非常熟悉。FACIT 翻译法没有规定回译者的数量,认为一位回译者已经足够,因为在实际情况中,选择多位回译者会增加时间和资源成本，且研究者往往很难找到多位符合资质的回译者。

（二）组建专家委员会

组建专家委员会对确保 PROMs 工具跨文化调适的质量也是至关重要的，FACIT 翻译法要求在专家审核阶段至少邀请 3 位专家分别独立检查前面的所有步骤（原版、翻译调和版和回译版）。AAOS 翻译指南中指出专家委员会应该包括 PROMs 工具研制相关方法学家、卫生保健专家、语言学家和所有翻译者。如果可能，可以邀请源 PROMs 工具研发者一起参与审查过程，但大部分 PROMs 工具研发者并不具备双语能力，因此可由专家委员会在遇到问题时与研发者联系以寻求解答。

第三节　PROMIS 的翻译与跨文化调适

PROMIS 国际健康组织（PROMIS health organization，PHO）以分设国家中心的形式进行 PROMIS 的全球推广，患者报告结局中国中心（PNC - China）全面负责中文版 PROMIS 的翻译与跨文化调适。下面以 PROMIS 身体功能（physical function，PF）简表为例介绍 PROMIS 的翻译与跨文化调适过程。

一、获得授权及组建翻译团队

任何国外测量工具的翻译均需要首先获得源工具作者的授权同意。PROMIS - PF 简表已获得 PROMIS 数据管理中心（PROMIS statistical center，PSC）的翻译许可，按照要求将采用国际标准的慢性病治疗功能评价翻译方法（FACIT）进行翻译及跨文化调适。根据研究目的，由研究者作为翻译负责人组建包含中美两国的双语专家、临床照护专家、语言学家及测量学专家的翻译团队。翻译负责人将统筹协调整个翻译流程、与专家的沟通联系及整理专家意见、形成文字报告等。

二、翻译与跨文化调适

第一步：前译

由母语为汉语的双语研究人员 A 和 B(一个生活在美国、一个生活在中国)分别对 PROMIS‐PF 简表的标题、指导语、选项、每个条目进行独立翻译。向每位翻译者提供由 PCS 总结的有关条目定义和个别条目可能存在的可译性问题的汇编表。

第二步：调和(reconciliation)

由母语为汉语的双语人员 C(此前没有见过该简表)参照 PSC 提供的条目定义和可译性问题的汇编表对 A、B 两份独立的前译版本进行调和。通过选择其中一个版本、生成混合版本，或者重新翻译，来解决两个版本之间可能存在差异的问题，以获得一个可以更好传达原英文版条目意图的调和版本。

第三步：回译

由母语为英语并能熟悉使用汉语的双语人员 D(此前没有见过原始条目)对调和版本进行回译。回译过程中要求不做任何修饰和润色，以尽量保留调和版本原本的含义。然后由翻译负责人(translation project manager，TPM)找出回译版本与原英文版的不同之处，澄清原英文版的含义，并将相关资料整理成文件。

第四步：专家审核(expert reviews)

由翻译团队里 3 位具有不同专业背景的双语专家(一位语言学家，一位肿瘤照护专家、一位方法学专家)各自对前述各步的翻译进行审查，针对标题、指导语、每个条目及条目选项选出最准确、最恰当的翻译版本，或者提供一个更好的翻译版本。TPM 整理专家意见后，按照 PSC 要求的模板形成"item history"表格。

第五步：形成最终翻译版本(finalization)

由母语为汉语的语言协调员(language coordinator，LC)审核"item history"文档中的每一步翻译结果和专家意见，决定最终翻译版本。当该版本与前面的调和版本或专家们推荐的翻译版本不同时，LC 应解释其理由，并对其所决定的最终翻译版本进行回译。LC的回译包括了两个版本,一个是字面直译的版本,另一个是润色和修饰过的版本。

第六步:提交 PSC 审核及校对(quality review and proofreading)

TPM 通过初步比较 LC 的回译版本与原英文版,评估最终翻译版本的准确性及其与原英文版的等价性,并整理好"item history"文档。将文档发送给 PNC‑China 中心学术秘书进行初步的形式审核。初审通过后由 PNC‑China 中心提交给 PSC 做第一次质量审核。PSC 主要审查最终翻译版本与 PROMIS 相关测量工具之前的翻译、其他语言版本或其他条目的翻译是否相一致。再由 PSC 的两名校对员分别对最终翻译版本进行格式化、排版和校对。最后,基于两位校对员的校编成果,PSC 会做进一步的调和,形成最终翻译校编版。表 6‑2 和表 6‑3 分别展示了 PROMIS 身体功能简表的标题翻译及条目 PFB1(每个条目均有一个编号)的"item history"过程。

表 6‑2　PROMIS 身体功能简表标题的"item history"过程

翻译及跨文化调适步骤	内　　容
Title	Physical Function
Eng	Physical Function
Fwd 1	肢体功能
Fwd 2	身体活动
REC	肢体功能
BT	Physical Function
BT review	—
Expert review 1	生理功能
Expert review 2	REC 合适
Expert review 3	躯体功能、身体功能(机能/素质)
Pre-finalization review	结合原英文条目、BT review 和 Expert reviews 综合考虑
Finalization	生理功能
Literal BT of Final	Physical Function
Polished BT of Final	Physical Function
PSC Review	身体功能

表 6-3　PROMIS 身体功能简表条目 PFB1 的"item history"过程

翻译及跨文化调适步骤	内　　容
PFB1	
Eng	Does your health now limit you in doing moderate work around the house like vacuuming，sweeping floors or carrying groceries?
Fwd 1	您现在的健康状况限制了您做中等强度的家务吗，如吸尘、拖地，或提超市袋子?
Fwd2	您的健康现在是否限制您家里做适度的工作，如吸尘、扫地或搬运杂货?
REC	您现在的健康状况限制了您做中等强度的家务吗，如吸尘、拖地，或提超市袋子?
Back translation	Does your current health condition limit you in doing moderate housework，such as vacuuming，mopping floors or carrying a supermarket bag?
BT review	"carryinggroceries" need to be translated well.
Expert review	您现在的健康状况限制了您做中等强度的家务吗，如吸尘、拖地，或提超市袋子?
Expert review	您现在的健康状况限制了您做中等强度的家务吗，如吸尘、拖地，或提超市袋子?
Expert review	您现在的健康状况限制了您做中等强度的家务吗，如吸尘、拖地，或提超市袋子?
Pre-finalization review	参考 BT review 的建议
Finalization	您现在的健康状况限制了您做中等强度的家务吗，如吸尘、拖地，或搬运杂货?
Literal BT of Final	Does your current state of health limit you from doing medium-intensity housework，such as vacuuming，mopping，or carrying groceries?
Polished BT of Final	Does your health now limit you from moderate-intensity chores，such as vacuuming，mopping，or carrying groceries?
PSC Review	你目前的健康状况限制你做适度的家务事吗(例如吸尘、扫地或拿进食品杂货)?

第七步: 认知性访谈

完成以上翻译步骤后，PSC 将审核通过的最终中文翻译校编版返回翻译团队负责人并指导开展认知性访谈。一般选择 10 名目标人群(患者 5 名和一般健康人群 5 名)进行认知性访谈以从受访者角度检验工具翻译是否还存在难以理解的地方。采用标准化问题分别从工具总体认识、指导语、选项和条目 4 个方面进行访谈。然后翻译负责人将资料整理分析后形成认知性访谈报告,并再次提交 PSC 中心进行质量审核。审核通过后 PSC 中心将出具翻译证书(certified translation)以证明该中文版 PROMIS 工具已经得到了准确、可信的翻译与跨文化调适。

第八步:测量学检验

经过以上步骤的国外 PROMs 工具虽然已被充分本土化,但并不能够保证 PROMs 工具的整体信度和效度,需要进一步在大样本人群中通过数据的收集和分析来表明该 PROMs 工具适用于中国患者群体。因此还需要在目标患者中进行全面的测试,采用多种测量指标检验翻译后 PROMs 工具的信度和效度。PROMIS 测量工具是基于 IRT 研发的,因此中文版 PROMIS 工具的测量学检验除了采用基于经典测量理论的检验外,如内部一致性信度、结构效度等,还需要基于 IRT 从条目水平检验 PROMs 工具的信息函数和条目特征曲线等。需要强调的是,单次的测量学检验仅能够说明该工具适用于某一类患者群体,因此 PROMs 工具的测量学检验是一个需要多次、多中心、大样本、长时间持续验证的过程,只有这样才能确保国外引进 PROMs 工具在国内被持续使用的长久生命力。

(黄青梅)

参考资料

[1] 郭金玉,李峥.量表引进的过程与评价标准[J].中华护理杂志,2012,47(3):283.

[2] 臧渝梨,刘文,娄凤兰.护理测量工具翻译技术方法介绍[J].中华护理教育,2009,6(6):275.

[3] 夏萍,李宁秀,吕玉波,等.生命质量工具跨文化调适方法概述[J].中国心理卫生杂志,2007,21(4):230.

[4] 王晓姣,夏海鸥.基于 Brislin 经典回译模型的新型翻译模型的构建与应用[J].护理学杂志,2016,31(7):61.

[5] 臧渝梨,魏慧.护理测量工具引进问题解析[J].护理研究,2010,24(2):546.

［6］ 李峥,刘宇.护理学研究方法.第 2 版［M］.北京：人民卫生出版社,2018：97 – 101.

［7］ 穆尔扎·别克,杨雪松,张拓红.慢性病生活质量量表的开发与跨文化调适：以 IBDQ 为例［J］.中国卫生质量管理,2010,17(05)：62.

［8］ PROMIS Instrument Development and Validation Scientific Standards Version 2.0. https://www. healthmeasures. net/images/PROMIS/PROMISStandards _ Vers2. 0 _ Final. pdf

［9］ Guillemin F，Bombardier C，Beaton D. Cross-cultural adaption of health related quality of life measures：literature review and propose guidelines［J］. J Clin Epidemiol，1993，46(12)：1417.

［10］ Sousa VD，Rojjanasrirat W.Translation, adaptation and validation of instruments or scales for use in cross-cultural health care research：a clear and user-friendly guideline［J］. J Eval Clin Pract，2011，17(2)：268.

［11］ Eremenco SL，Cella D，et al. A comprehensive method for the translation and cross-cultural validation of health status questionnaires［J］. Eval Health Prof，2005，28 (2)：212.

［12］ Beaton DE，Bombardier C，Guillemin F，Ferraz MB.Guidelines for the process of cross-cultural adaptation of self-report measure［J］. Spine，2000，25(24)：3186.

［13］ Maneesriwongul W，Dixon JK.Instrument translation process：a method review［J］. J Adv Nurs，2004，48(2)：175.

［14］ Wills Gordon.Cognitive Interviewing：A tool for improving questionnaire design［J］. California：Sage Publications，2005.

［15］ 赵丹,杨艳,杨林宁.认知性访谈在 PROMIS 慢性病管理自我效能感量表汉化中的应用［J］.护士进修杂志,2021,36(11)：967.

第七章　患者报告结局测量
工具的测量学评价

　　护理研究和实践对患者报告结局认知的普及和应用的深入对患者报告结局测量工具(patient-reported outcome measures，PROMs)的质量提出了更高的要求。科学、系统化的测量学评价有助于增强 PROMs 的可信度，是科学应用和推广的重要基础。尤其是在健康领域，良好测量学性能的工具才能保障获取的 PROs 真实、有效，从而实现对患者主观感受的准确评估和评价，协助科学的疾病筛查、临床效果评价和临床决策等。本章分别介绍了经典测量学和现代测量学理论背景下发展的重要测量学评价指标，从而指导学者科学、合理地选择指标实现对 PROMs 工具全面的测量学评价。

第一节　基于经典测量学理论的测量学评价

　　近年来，各类 PROMs 质量评价标准的涌现进一步明确了 PROMs 测量学属性评价的具体要求。虽然不同的评价标准对应评价的测量学指标提出了不同的要求，但对于一些常用指标仍高度一致，主要为经典测量学理论(classical test theory，CTT)涉及的一系列指标。CTT 是最早实现数学形式化的心理测量理论，通过工具测得的观察分数代表所测特性的真实值，虽然测量存在误差,但通过各种测量和调试可以使观察值无限接近真实值。CTT 在量表心理测量理论中发展较为成熟,体系较为完整,容易理解,是目前最为广泛接受和应用的心理测量理论,也是目前大多数 PROMs 开发的理论依据。下文介绍基于经典测量学理论的常用测量学评价指标。

一、效度

效度(validity)是指工具测量内容的正确性,即工具能够正确测量目标特质的程度。效度越高说明该工具能够测量出目标特质的程度越高。对于 PROMs 而言,效度是首要条件,常用效度指标包括内容效度、结构效度、校标关联效度等。研究者可以根据工具本身及应用的具体情况选择一种或多种效度进行检验。

(一)内容效度

内容效度(content validity)测量 PROMs 的内容与期望测量的概念内容之间的吻合程度。内容效度的评价一般通过专家咨询法,邀请相关领域的权威专家对量表维度、条目的内容与测量概念的相关性做出判断,评价的相关性越高则工具的内容效度越好。最常用的评价指标是内容效度指数(content validity index,CVI),即通过相关性评分,计算评分为"较强相关"或"非常相关"的专家人数在参评专家总数中的占比。内容效度评价包括条目水平的内容效度指数(item-level CVI,I-CVI)和量表水平的内容效度指数(scale-level CVI,S-CVI),前者对各个条目的内容效度评价,后者对整个量表进行评价,同时鉴于 CVI 只能评价已有条目的相关性而无法评价条目的综合性和全面性,因此往往也会增加关于条目全面性的开放问题予以补充评价。内容效度因其评价方法和计算均较为简单,容易理解,是目前应用最广泛的效度评价指标之一。但内容效度的主要局限性在于其评价的基础是对量表测量概念的一致认同性,如果测量概念的定义和内涵仍争议较大,就会导致评价专家间存在较大的理解差异,影响工具的效度评价结果。

(二)结构效度

结构效度(structural validity)测量量表的维度设置与测量概念的理论维

度的契合程度,指量表能测量到理论上期望的特征的程度。结构效度通过与理论假设相比较进行检验。结构效度可分为会聚效度(convergent validity)和区别效度(discriminate validity),前者验证测量同一概念维度的条目之间是否具有高相关性,后者则验证测量不同概念维度的条目之间是否是低相关性。结构效度常用的评价方法为因子分析(factor analysis,FA),包括探索性因子分析(exploratory FA,EFA)和验证性因子分析(confirmatory FA,CFA)。EFA 更适用于初次构建的,尚未明确各条目维度归属的量表。EFA 通过研究众条目间的内部依赖关系来探索观测数据中的基本结构,提取少量的公因子反映量表的概念维度结构,是一种理论产生的方法,以呈现量表概念维度结构的清晰性。CFA 则更适用于已有明确理论维度依据的量表结构效度检验,主要是研究者根据已有的理论或知识,通过模型验证这些已有的概念维度的推论或假设,检验数据与理论是否一致,是一种理论验证的方法。EFA 对保留的公因子数量、观测量同时属于两个或以上公因子、公因子相关性的具体限制等问题存在较为显著的局限性,CFA 则可以相应弥补以上不足。因此在实际的工具结构效度检验中,可以选择一种方法,或同时使用两种方法进行检验。

(三)效标效度

校标效度(criterion validity)又称校标关联效度、准则效度等,指工具测量的结果与能够精确表示被测概念的标准之间的一致性程度,一般可分为预测效度(predictive validity)和同时效度(concurrent validity),预测效度用以测量工具作为未来情况预测指标的有效程度,需要经过一段时间后获得;同时效度则是比较待评价工具测得的结果与同一领域的某一种或多种已经得到广泛验证和应用的"金标准"工具测得结果的相关性。相对而言,同时效度的检验方法应用更广泛,但其主要局限性在于"金标准"工具的选择主观性极强,较难以界定什么样的工具是具有足够精度的高质量工具,因此标准的选择和解释往往较困难。同时也可能出现领域较新的量表缺乏参照标准,或参照标准工具维度与待检验工具不一致等情况。因此一般需要充分评估工具是否适合进行校标效度检验。

(四)其他效度指标

根据基于共识的健康测量工具选择标准(consensus-based standards for

the selection of health measurement instruments，COSMIN)提出的效度检验指标，整合归纳以下几种其他常见的效度指标：

1. 表面效度(face validity)　工具条目表面上充分反映所测概念的程度，即测量结果是否与学术经验或共识等吻合，一般完全依托于专家主观评价。但某些心理概念测量时必须避开直接的提问方式，因此需要适当牺牲表面效度。

2. 已知组别效度(known-group validity)　指工具能够区分已知在测量结果上必定会有显著差异的两类不同人群的能力，是建立在不同亚组间存在差异的假设基础上的，比如下肢手术患者手术前后的肢体活动情况。通过计算并分析两类人群在量表各维度领域的得分是否具有显著统计差异判断其是否具有已知组别效度。

3. 跨文化效度(cross-cultural)　测量的是工具在不同文化群体中进行测量时各条目得分的一致程度，是基于不同文化群体间差异的假设进行检验的。这对于将其他语言工具进行汉化应用时很重要。

二、信度

信度(reliability)一般也称为工具的可信度或可靠性，是指工具测量结果的一致性或稳定性。信度主要受随机误差的影响，如调查员、调查对象、调查情景等，所以量表的信度越好，则说明工具的测量标准误差越小。信度的一致性主要反映的是量表各条目之间相互关联的程度，测量的是同一维度领域内的条目是否测量的是同一个概念。一般通过内部一致性信度和分半信度进行评价。而信度的稳定性则指测量的是同一受试者采用同样的方法重复测量时所得结果的一致程度，一般包括了在不同时间点测量的稳定性即重测信度(test-retest reliability)；以及评价者评分的稳定性即评价者信度(scorer reliability)，包括了不同评价者在同一场合进行测量的评价者间信度，和同一个评价者在不同场合进行测量的评价者内信度。和效度相比，信度指的是使用该工具获得的结果而不是指工具本身，因此同样的量表在不同时间、受试者、评价者情况下可能出现不同的信度结果。一个量表如果信度低，则效度一定低，但信度高不一定代表效度高。

（一）内部一致性信度

内部一致性信度（internal consistency reliability）一般使用 Cronbach'α 系数表示，是目前最常用于检验 Likert 量表内部一致性的指标。通过 α 系数表示测量单一概念量表内部条目的一致性，即各条目测量同样概念的一致性程度，α 系数的取值范围在 0~1，α 值越接近 1 代表内部一致性越高。在一般研究中，0.60≤α 系数<0.70 代表内部一致性信度尚佳，建议通过增列题项或修改条目增加信度，而 0.70≤α 系数<0.80 为可接受的信度值，认为 0.80 以上 α 系数值为信度理想。而如果 α 系数低于 0.50 则建议舍弃该条目。

（二）分半信度（split-half reliability）

分半信度和内部一致性信度本质是相同的，都是通过分半的方式对量表内部一致性进行验证，区别在于分半方式与组数不同。Cronbach'α 系数是一种穷尽条目分半形式计算平均值的方法，而分半信度则是人为地将一份量表分成 2 个次表，检验 2 个次表的相关系数。Cronbach'α 系数反映的是量表条目之间的一致性，而分半信度系数反映两半问卷所测分数间的一致性，分半方式可采用奇偶分半等方法。2 个次表的分半信度系数值不能代表整个量表的信度，可通过 Spearman-Brown 公式校正计算整个量表的信度，信度结果用斯布分半系数表示，其取值和判断标准与 Cronbach'α 系数相同。而其局限性也在于分半组合的方式存在多样性，因此分半信度的结果在一定程度上具有随机性。

（三）重测信度

重测信度（test-retest reliability）主要测量的是量表测得的结果在不同时间点上的稳定性。重测信度的测量是基于受试者在量表所测量的概念特质表现在短时间内不会发生显著变化的假设上。其测量方法是邀请同一组受试者在前后两个不同的时间点完成同一份量表，根据受试者前后测验得分求其积差相关系数，即重测信度系数。2 次测量结果的吻合度越高则表示该量表的重测信度越高。在重测信度的测量中，2 次测试的间隔时间是影响重测信度结果的重要因素，要求间隔时间避免过长或过短，间隔时间过短容易触发"记忆效应"，导致受试者根据记忆复刻第 1 次填写的结果，间隔时间过长可能导致被试者对相关信息的遗忘或被测概念特质发生改变,以上均有可能造成重测信度测量的偏差。一般研究中以 2～4 周的间隔时间最为常见。重测信度系数取值范围为 0～1,越接近 1 则信度越好。一般当重测信度系数＞0.75 表示重测信度理想,当重测信度系数＜0.4 表示重测信度差,此时考虑对相应条目进行修改或删除。需要注意的是,重测信度测量必须根据检验的量表测量的概念性质、测量的时间、情境、受试者等各种情况综合判断是否适合测量。

(四)评价者信度

评价者信度(scorer reliability)主要是评价量表在不同评价者情况下获取结果的稳定性,包括评价者间信度和评价者内信度。对于一些他评量表以及基于患者自我报告测量的量表而言,评价者信度有时非常重要。评价者间信度一般由 2 名及以上评分者同时使用量表评测一次,评价者内信度一般由 1 名评价者在不同情境下测量 2 次或多次,一般可用 Pearson 相关系数或 Kendall、Spearman 等级相关系数、Kendall 和谐系数等表示。

三、反应度

反应度(responsibility to change)也称为敏感度,是用来检验量表随时间变化测量的灵敏性或反应性的指标,能反映量表测量的概念在时间上变化的能力和程度。对于医疗卫生领域相关的量表,尤其是用于临床效果评价或疾病筛查的量表,其在时间上的反应度是非常重要的指标,只有能够检测出细微的、有临床意义的、随时间推移而出现的变化,才更具备临床应用的意义。根据是否采用具体的外部评价标准,反应度一般可分为内部反应度和外部反应度。内部反应度是基于专业经验和常识进行的判断,认为量表能够较为敏感地检测出实施措施前后的变化。而外部反应度则借力于具体的外部评价标准,比如是否发生了实验室指标的改变等。因此反应度测量最常用的方式是在干预措施实施前后对受试者分别使用量表进行测量,通过 t 检验、秩和检验等方法比较前后得分是否存在显著的统计学差异。另外,还可通过计算变化率、效应大小、标准化反应均数、相对效率等进一步详细描述反应度的高低。需要注意的是,量表敏感度也可能会随着一些受试者或情境特征的变化而不同,比如可能会受到受试者性别、种族、年龄、文化等的影响。因此,识别不同亚组的反应度差异也将对量表的应用起到至关重要的作用。护理领域的多数量表对这个指标的关注度不足,导致量表的临床价值不足。

除此之外,在 PROMs 工具的测量学评价中,研究者通常也会进行一系列可行性分析,主要包括受试者对量表的理解度、可接受性、完成量表的时间负担、对量表内容的满意度等。一般可通过对受试者进行调查或访谈获取相关数据进行说明,另外,也可以通过量表的回收率和完成率等说明量表是否适合目标人群。

第二节　基于现代测量学理论的测量学评价

经典测量学理论(CTT)出现早,发展成熟,为心理测量做出了巨大贡献,且仍是目前应用最广泛、认知度最高的量表开发和检验理论基础。但 CTT 也因其理论体系上的先天不足,不可避免地存在一些局限性,比如,CTT 的统计量严重依赖于样本的能力水平,因此对不同样本施测时可能出现差异较大的结果;同时,被试者样本的测试分数又过分依赖于条目难度,因此使用不同的量表测试相同的心理特质,也可能因为量表条目难度差距大而导致结果差异大;且 CTT 的测验误差值是基于"平行测验"的理念,但由于实践中严格的平行测验是不存在的,因此 CTT 的误差估值是不精确的和笼统的;更重要的是,CTT 的信度是基于被试者全体的平均精度,不能为不同能力水平的被试者提供准确的精度。因此,虽然在多数情况下 CTT 仍然是精确的且更容易推广的,但以上局限性也不可避免地限制了基于 CTT 的测量在实践中的应用,项目反应理论(item response theory,IRT)就是在此背景上发展起来的一种全新的现代测验理论。

IRT 也称为潜在特质理论或项目特征曲线理论,是一种探讨被试者对条目的反应与其潜在特质间的非线性关系的一种概率方法。这种关系可用不同的概率函数模型表示,并通过这些模型估计出调查对象的特质参数(能力参数)和条目参数。相较于 CTT，IRT 的突出优势在于其对条目难度的估计不受被试者样本的限制，对被试者能力的估计也不依赖于特定的测验条目，可以发现异常作答（如猜测作答）的被试者，可用于计算机自适应测试（computer adaptive tests，CATs），并根据条目信息量筛选对被试者能力估计最有益的条目，以及具有分数等值处理的功能。因此近年来 IRT 已被广泛应用于量表测量学检验、计算机自适应系统开发、量表条目筛选等领域。

一、IRT 的前提假设

IRT 采用的数学函数或模型均基于 3 个基本假设，即：① 能力单维性假设：即测验测量的维度为单维；② 局部独立性假设：受试者对某个项目的反应只与该项目有关，而不受量表中其他项目的影响；③ 单调递增性假设：指被试者答对的概率随着其能力的增加而增大。符合以上 3 个假设是进行 IRT 模型检验的基础，因此基于 IRT 的测量学评价一般会从以上基本假设的验证出发。

（一）单维性

单维性（uniformdimensionality）是 IRT 的一个常见假设，是指某一量表中的条目仅测量一个潜在特质。然而在真实世界研究中，这一假设往往难以满足，它要求被试者对每个条目的回答完全是受量表所测量的单一概念特质驱动的，不能受到其他特质的影响。但实际上很多心理概念特质都存在显著的相互影响，比如焦虑和抑郁。即受试者基于自身抑郁的特质对某条目做出的回答可能不仅仅是由于其抑郁特质导致的，也可能受到焦虑特质的影响。因此，有统计学家提出，条目在一定程度上满足单维性即可接受。单维性检验一般可采用 CFA、McDonald 双因素模型（McDonald's bifactor model）、Rasch 模型第一对照特征根等。

（二）局部独立性

局部独立性（local independence，LI）是 IRT 模型的另一重要假设，即当受试者的潜在特质是稳定的，则其对条目的应答之间不存在相关，否则将会影响 IRT 的参数估计，从而影响量表的构建。局部独立性可通过验证性因子分析的残差相关矩阵、结构方程模型（structural equation model，SEM）的修正指数（modification indices，MI）、Rasch 模型的条目间最大标准化残差相关系数（largest standardized residual correlations）等检验，用以判断各条目之间是否存在依赖性。

（三）单调递增性

单调递增性（monotonicity）也是 IRT 模型的重要假设，单调性意味着随着受试者被测量概念水平的提高，选择条目中表明该特质水平较高选项的可能性也相应增加。这一点在应答选项为等级选项（如 Likert 等级选项）的条目中尤其重要。单调性一般通过 IRT 的一个重要的基础模型项目特征曲线（item characteristic curve，ICC）评价。有研究认为，受试者的潜在特质与其对某一特定条目的响应存在某种函数关系，IRT 即是明确这一函数关系。在数学上这一函数关系称作项目反应函数（item response function），其图像即表达为 ICC。ICC 通常呈"S"形，可直观体现个体对某一选项的应答概率随个体潜在特质水平变化而变化。比如当一个测量抑郁水平的条目其应答选项为"否"和"是"，那么当患者的抑郁水平越高，其回答"是"的概率越高，体现在 ICC 即为一个递增的正向"S"；反之则回答"否"的概率越高，ICC 则为一个递减的反向"S"。

然而随着理论和技术的更新，IRT 目前也有了新的发展，使得不再需要严苛的符合以上假设。比如多维项目反应理论（multidimensional item response theory，MIRT）的提出即对单维性假设不再有严格的要求。

二、基于 IRT 的测量学指标

IRT 有很多不同的数学模型，总体可分为二级评分模型和多级评分模型，早期 IRT 多用于二分类评分的条目，最经典的即 Rasch 模型；后期随着多分类评分条目量表应用的需要，各种多级评分模型得到广泛应用，较为常用的即包括 PROMIS 研发和检验使用的等级反应模型（the graded response model，GRM）。进行量表的测量学评价是 IRT 模型的重要应用领域之一，IRT 对量表检验的基本思路是基于被试者的能力和作答的正确率的关系上的，因此基于 IRT 的测量学指标即分为被试者能力水平评价和条目测量学属性评价 2 个部分。下文即主要基于这 2 个部分介绍基于 IRT 的常用测量学指标。

（一）模型拟合度

由于 IRT 可选择的模型有很多,选择一个合适的模型是进行 IRT 参数评估的基础,因此一般会首先通过评价模型—数据的整体拟合度和条目—模型的拟合度综合评价模型拟合度指标,以此选择合适的 IRT 模型对量表进行测量学评价。不同的软件往往会提供多种不同的拟合指标,在模型—数据整体拟合度方面,各软件普遍会对观察分数和模型预测值之间的分布进行 χ^2 检验。在个体层面上,进行对条目—模型的拟合优度检验,各软件一般通过所有被试者对某一条目反应得分的标准化残差之和即拟合残差来评价条目水平上单维模型的拟合情况,常见指标如条目拟合残差、标准的残差均方（unweighted mean square fit statistic,Outfit MNSQ）、加权后的残差均方（information-weighted mean square fit statistic,Infit MNSQ）等。

（二）基于 ICC 的条目测量学属性评价

ICC 是 IRT 的基础,通过直观的图像形式描述被试者能力水平和条目作答结果之间的关系（图 7 - 1）。ICC 的走向除了受到被试者的潜在特质（θ）影响之外,主要由 3 个指标决定其图像形态和走势,分别为区分度（discrimination,一般记为 a 参数）、难度参数（difficulty,一般记为 b 参数）,以及猜测系数（guessing parameter,一般记为 c 参数）。

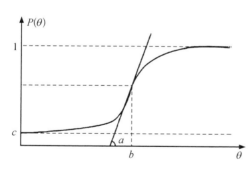

图 7 - 1　各参数在 ICC 上的直观含义

1. 区分度（discrimination）：区分度参数是 IRT 模型评价的一项重要指标,记作 a 参数,是指 ICC 曲线拐点的切线斜率。区分度参数即斜率越大,则表示在拐点处如果不同被试者的潜在能力发生一点小的变化,就会造成对该条目的选项选择的差别较大,因此 a 参数越大说明该条目对不同潜在特质水平的人群有越高的区分能力。

2. 难度参数（difficulty）：条目难度参数也是 IRT 模型评价的重要指标,

常记作 b，也称阈值参数，是指被试者按给定方向选择某个选项的概率为 50% 时所对应的潜在难度系数。b 参数在 ICC 图像上表现为拐点在横坐标的投影，其决定了 ICC 曲线在横轴上的水平位置，条目难度参数越高 ICC 在横轴上的位置更偏右。难度参数越大，则说明被试者选择这个选项需要的能力就越大。

3. 猜测参数（guessing parameter）：猜测参数评价是 IRT 的一个重要优势，记为 c 参数，也称伪机遇参数，是指在实际使用量表评价的过程中被试者单纯依靠猜测而非能力作答成功的概率。c 参数代表着被试者能力的下限值，即意味着即使是潜在特质无限低的被试者在该条目上选择正确选项的概率。但在健康测量量表领域，由于选项一般并非以正确与否衡量，因此估计猜测参数的意义不大。

（三）被试者潜在特质（θ）参数

被试者的潜在特质即被试者完成量表评价的本身的能力水平，由于在传统的 CTT 中随着量表条目难度的改变，被试者的评价结果也会随之改变，这就导致使用不同难度的量表对被试者同一种心理特质进行测量的结果是并不稳定的。因此 IRT 模型会通过模型参数反应被试者能力水平，从而和条目测量学属性水平共同稳定地反映心理特质的评价结果。特质参数的估计可用方法有很多，常用的算法有 EM 算法（expectation-maximization algorithm），MCMC 算法（markov chain monte carlo）等。另外，基于 Rasch 模型的怀特图也可通过直观的图像形式清晰地给出量表的条目难度和被试者水平的分布情况。

三、IRT 的发展

IRT 最初的发展也面临着一些不足和困境，最重要的一点是，在实际情境中健康结局往往是多维的，即使是某个单一的症状（如疼痛）也涉及生理、认知以及情感等多个要素，这便导致了 PROMs 往往难以严格地满足单维性假设。事实上，用单维的测量学去解释多维的真实世界研究本身即存在不合理性，这也是 IRT 在过去被诟病的原因之一。幸运的是，随着计算机技术的飞速发展，

IRT 的理论和实践逐渐由注重单维 IRT 向单维和多维 IRT 并重转变。正如本节在对 IRT 的 3 个基本假设的描述中提到的，MIRT 不再严格要求量表的单调性假设，综合考虑了数据的多维性和被试者在作答时调用能力的多维性，可用于对测量工具的维度分析、对条目的合适性分析、精简测量条目、估计被试者多维潜在特质等。但目前 MIRT 仍处于发展的初步阶段，面临很多应用和推广的困难，比如因概念抽象、运算量巨大、结果解读复杂等原因造成难以广泛推广，以及基于 MIRT 的 CATs 选题策略、参数估计软件开发等问题仍需要更深入的研究。

另外，IRT 模型除进行测量学检验外，进行基于 CATs 的量表条目筛选是重要的发展方向。目前 CATs 在教育考试领域发展较为成熟，但医学结局评估与考试有明显的不同，在条目选择标准、测试终止标准等指标上也应有所区别。健康结局领域的研究者有必要构建一套适用于医学测量的 CATs 开发流程和评价体系。

第三节　其他测量学评价指标

除基于 CTT 和 IRT 发展出来的较为常见的测量学评价指标，PROMs 量表往往还会涉及很多测量学概念的评价，较难从 CTT 或 IRT 的理念进行精准的归属，亦可使用包括 CTT 和 IRT 在内的多种参数估计方法进行评价。以下即介绍此类重要的测量学评价指标。

一、测量等价性

测量等价性（measurement invariance，MI）是量表的一种重要特征，但目前在量表研发或检验时多数情况下仍处于被忽略的位置。量表的测量等价性关注的是"观测变量和其潜在特质之间的关系在不同组别之间是否等同"。简而言之，就是不同潜在特质人群对于量表所要测量概念的认知和理解是否是一致的，是进行组间（如不同年龄段、不同性别和不同文化背景的亚组人群间）

比较或不同测试方法的数据合并（如电子问卷和纸质问卷合并）的前提。MI的评价方法一般分为 IRT 和 CFA 两种，IRT 采用条目功能差异（differential item functioning，DIF）来表达测量等价性，即当某一条目在同一潜在特质水平但来自不同组别的受试者中表现不一致，则说明该条目存在 DIF，即条目在该特质水平的测量上存在测量不等价的问题。结构方程模型框架下的多组验证性因子分析（multigroup confirmatory factor analysis，MCFA）仍是目前较多学者进行 MI 检验采用的方法，但研究者指出 MCFA 在检验难度参数等价性上劣于基于 IRT 的 DIF 分析，且犯 I 类错误的概率更大。在多维测验情境下，基于 IRT 的方法检验力更强。但 DIF 的局限性在于其检验一般要求大样本，对于患者报告结局测量工具往往有一定难度。

二、最小临床重要差异

最小临床重要差异（minimal clinically important difference，MCID）也常被称作最小重要差异（minimal important change，MIC），是指一个患者感受到自己重要的治疗结果发生变化的最小的变化阈值。对于 PROMs 而言 MCID 有重要的测量学意义，在临床研究和实践中我们通常以结局是否具有统计学意义衡量研究结果的有效性，但一方面，研究中观察到的具有临床意义的差异可能在统计学上是不显著的，即产生了 II 型错误（或假阴性结果），从而导致了这些具有临床意义的要素被不公平地忽视，而这一般是由于研究样本量少导致的。因此，统计学意义并不一定意味着临床重要性，MCID 则是用以测量这种微小的临床差异的测量学指标，以帮助临床医护工作者在大小效应略有不同的治疗方法中进行选择。MCID 是一种个体内部随时间的变化指标，因此一般采用纵向研究评价，常用方法包括基于分布的方法（distribution-based method）和基于锚的方法（anchor-based method）。前者主要基于标准偏差，测量标准误和效应大小等指标计算，通常表示为标准化均数差（standardized mean difference，SMD）。后者一般采用预测模型法和 ROC 曲线法计算。其他也可通过德尔菲法（delphi method）、响应累计分布函数（cumulative distribution function of responses，CDF）、多元线性回归模型法等。

三、最小可检测差异

最小可检测差异（smallest detectable change，SDC）英文全称亦常作minimal detectable change，MDC，是评价量表测量误差的一个参数，指的是用某种程度上有把握的工具在统计上可以检测到的超出测量误差的最小分数变化，即工具能检测到的最小的真实变化情况，而非统计误差造成的变化。一般使用 95％置信区间。SDC 与患者或临床医生的变化的重要性无关，在评价方法上一般使用单次的重测研究，计算公式为 $SDC = 1.96 \times \sqrt{2} \times$ 标准误（standard error of mean，SEM）。在很多研究中也会直接从已发表的可靠文献中提取数据进行 SDC 的计算。SDC 和 MCID 值经常用以搭配解释 PROMs测量分数的变化，若 SDC 值＜MCID 值，则可以在很大程度上将临床上的重要变化与测量误差区分开（一般以 MCID 为准，证明变化是真实的且具备临床意义）；若 SDC 值＞MCID 值，临床解释则要困难得多，因为观察到的变化很有可能是由测量误差引起的，需要具体的讨论。

IRT 和 CTT 在实质上都是建立在一定的数学模型之上，假设被试者的潜在特性对条目的反应间存在某种函数关系。虽然 IRT 弥补了 CTT 的诸多不足，主要体现在相比较 CTT，IRT 测量误差小、标准客观、能够综合分析特质、信效度高，从被试者的角度来说它受参与者影响小，具有更好的准确性，解释信息多。但这并不意味着 IRT 是绝对优于 CTT，IRT 也不能完全替代 CTT。由于 IRT 建立在较为复杂的数学模型之上，所以 IRT 的应用普及性远不及CTT；且目前 IRT 的单维模型使用更为普遍和成熟，但对于健康量表而言，单维性假设是很难满足的，造成了 IRT 的使用局限；另外，基于 IRT 的检验条件要求更严格，当样本量不够大时即有很大的可能会影响精确性。除 IRT 和CTT 之外仍有很多其他常用的测量学理论和测量学指标，尤其对于医疗健康领域 PROMs 的质量评价有重要的意义。因此，一般要求根据研究或实践的具体情况，科学合理地选择测量学指标，取各理论之所长，实现科学评价工具质量的目的。

（张雯）

参考文献

［1］ 辛涛.心理测量学：发展、实践与挑战.2021.09.02.［2022.03.31］https://mp.weixin. qq.com/s/rS5Q5TYpCVVshQ5S4MYQpA

［2］ 李灿,辛玲.调查问卷的信度与效度的评价方法研究［J］.中国卫生统计,2008,25 (5)：541.

［3］ 吴明隆主编.问卷统计分析实务——SPSS 操作与应用［M］.重庆：重庆大学出版社, 2010：157－263.

［4］ 史静垮,莫显昆,孙振球.量表编制中内容效度指数的应用［J］.中南大学学报（医学版）,2012,37(2)：152.

［5］ 赵臣,颜菲菲.结构方程模型在心理问卷结构效度分析中的应用［J］.浙江体育科学, 2008,30(3)：49.

［6］ 胡中锋,莫雷.论因素分析方法的整合［J］.心理科学,2002,25(4)：474.

［7］ 陈祎婷,彭健,沈蓝君等.COSMIN 方法介绍：制作患者报告结局测量工具的系统评价［J］.护士进修杂志,2021,36(8)：699.

［8］ 曾碧珊.中华健康状况量表对不同病种的反应度及项目反应理论研究［D］.广州：广州中医药大学,2012.

［9］ 戴海琦,罗照盛.项目反应理论原理与当前应用热点概览［J］.心理学探新,2013,33 (5)：392.

［10］ 韩耀风,郝元涛,方积乾.项目反应理论及其在生存质量研究中的应用［J］.中国卫生统计,2006,23(6)：562.

［11］ 方积乾,林岳卿.多维 IRT 与单维 IRT 在多维量表中应用的差异［J］.中国卫生统计, 2011,28(3)：226.

［12］ Harvey R J, Hammer A L. Item response theory［J］. Counse-ling Psychologist, 1999, 27(3)：353.

［13］ 黄跃师.患者报告结局测量信息系统身体功能领域简表在癌症患者中的测量学检验［D］.上海：复旦大学,2021：17－18,41－65.

［14］ Nguyen T H, Han H R, Kim M T, et al. An introduction to item response theory for patient-reported outcome measurement［J］. Patient, 2014, 7(1)：23.

［15］ 刘砚燕,袁长蓉.量表测量等价性及其再护理研究中的应用［J］.中华护理杂志,2015, 50(1)：110.

［16］ 沈甸,徐佳敏.基于 Rasch 模型分析测评工具质量的研究述评［J］.中国考试,2020 (2)：65.

［17］ 吴傅蕾,黄青梅,杨瑒等.项目反应理论在患者报告结局测量工具研究中的应用及展望［J］.护士进修杂志,2021,36(5)：408.

［18］ 杜文久,肖涵敏.多维项目反应理论等级反应模型［J］.心理学报,2012,44(10)：1402.

［19］ 马江山,秦霞.两种测量理论（CTT 和 IRT）的分析与比较［J］.上饶师范学院学报, 2005,25(3)：25.

［20］ 沐守宽.CTT 与 IRT 测量原理之比较［J］.现代基础教育研究,2006,35(10):6.

［21］ 吴静.CTT、IRT 和 GT 三种测验理论之比较［J］.黑龙江教育学院学报,2008,27 (12):77.

［22］ 林岳卿,张伟涛,方积乾.项目反应理论在医学量表条目筛选中的应用［J］.中国医药 导报,2014,11(5):155.

［23］ 白新文,陈毅文.测量等价性的概念及其判定条件［J］.心理科学进展,2004,12 (2):231.

［24］ van Kampen D A,Willems W J,van Beers L W A H,et al. Determination and comparison of the smallest detectable change (SDC) and the minimal important change (MIC) of four-shoulder patient-reported outcome measures (PROMs)［J］. Journal of Orthopaedic Surgery & Research,2013,8(1):40.

［25］ Kovacs F M,Abraira V,Royuela A,et al. Minimum detectable and minimal clinically important changes for pain in patients with nonspecific neck pain［J］. BMC Musculoskeletal Disorders,2008,9(1):1.

［26］ 薛红红,杨铮,万崇华等.基于量表得分的最小临床重要性差值(MCID)制定方法［J］. 中国卫生统计,2019,36(3):436.

下篇

实践篇

第八章 患者报告结局测量信息系统的电子化应用

在互联网信息技术和移动医疗不断发展的时代背景下，PROMIS 作为可靠的患者自我报告结局评估工具，可准确、高效地测量临床实践中患者报告的症状和其他健康结果，其电子化应用已成为大势所趋。电子化 PROMIS 可提高患者报告结局数据获取的及时性、高效性、准确性、丰富性，高效利用患者候诊时间，联通院内院外，实现延续性的患者健康管理，让患者的症状体验和功能改变及时被医护人员所了解。电子化 PROMIS 对于优化患者健康数据评估与收集，形成基于 PROMIS 的大数据库，以及促进患者疾病全程的精准、智能化健康管理的实现具有重要意义。本章对 PROMIS 的电子化实现及发展进行介绍，并以本团队在国内进行的 PROMIS 电子化相关研究和临床实践为例，为相关研究者提供借鉴和参考。

第一节 PROMIS 电子化的实现形式

一、PROMIS 官方电子化数据收集及管理平台

（一）PROMIS 评估中心

"PROMIS 评估中心（assessment center）"是作为 PROMIS 的主要开发

中心之一的美国西北大学构建的包括 PROMIS 在内的系列测量工具在线数据收集中心,供用户对 PROMIS 工具进行综合使用和管理,包括网页版"评估中心^{SM}"(www. assessmentcenter. net)和应用程序版"评估中心 API(appapplication programming interface)"。

"评估中心^{SM}"是可供任何个人或单位免费访问和使用的电子化数据收集与管理平台,具有工具选择和研究创建、研究设置、研究管理三大模块,提供成人和儿童所有领域的自我报告版本和代言人报告版本的 PROMIS 简表(short forms,SFs)、症状特征集(profile)和计算机自适应测试(computer adaptive tests,CATs),有英语、西班牙语、德语和法语访问端口,实现了 PROMIS 数据的收集、存储、查看、分析、导出等功能。研究者可在"评估中心^{SM}"中创建独立的研究页面,并根据研究目的自定义选用 PROMIS 工具。

"评估中心 API"的内容和功能与网页版"评估中心^{SM}"相同,区别在于用户需将"评估中心 API"嵌入已有的研究平台或软件,数据存入用户方的数据存储服务器,因此"评估中心 API"拥有更强的独立性和自主性。

(二) PROMIS 移动应用程序

PROMIS 国际健康组织(PROMIS Health Organization,PHO)于 2016 年推出 PROMIS iPad App,是一款适用于科学研究、临床应用和教育情境的 App,管理员可从 App 中按需选择 PROMIS 量表给患者填写,报告结果可以以多种形式呈现。与"评估中心 API"相比,PROMIS iPad App 更具便携性,且可离线使用,数据存储在 iPad 或 iCloud 中,一般用于医疗机构候诊室或病房。

PROMIS iPad App 包括四大模块:"患者"模块可新增患者、查看和编辑现有患者、选择和向患者分配评估量表、收集患者一般人口学资料、疾病信息和自我报告数据;"评估问卷"模块可供研究者或医护人员根据研究目的选取并整合几个 PROMIS 量表形成一套新的调查问卷,或查看、编辑现存调查问卷;"数据导出"模块可生成和导出注册数据、PROMIS 评估数据、标准分,并将数据通过 email 发送、上传至云端或导入电脑端;"设置"模块则用于修改密码、订阅信息、问答求助等辅助功能。PROMIS iPad App 内有 PROMIS SFs、特征集和 CATs 3 种方式可供选用,但目前都为英文版。

二、嵌入医院信息系统的 PROMIS

除 PHO 推出的 PROMIS iPad App 外,PROMIS 系统电子化的临床应用方式之一为嵌入医院信息系统(hospital information system,HIS)。如美国犹他州的研究者们将 PROMIS 嵌入到心衰门诊的电子病历系统中,前端以 PROMIS iPad App 呈现,心力衰竭患者在门诊候诊时使用 App 进行症状评估。另外几位纽约的研究者则构建了 ProVis 应用程序,ProVis 应用程序与医院的电子病历系统衔接,心力衰竭患者填写 PROMIS 量表后,评估结果可同时可视化地呈现给患者和医生,通过长期纵向评估帮助心力衰竭患者更好地进行症状管理,并预防再入院的发生。马里兰的研究者们将 PROMIS 嵌入马里兰的骨科注册系统,用于监测骨科术后患者整体健康水平的变化。另有亚特兰大的研究者将 PROMIS 纳入医院健康系统,对肺癌术后患者的症状和功能进行动态监测。

三、嵌入电子健康记录系统的 PROMIS

随着 PROMIS 逐渐发展成熟,临床医疗机构常用的电子健康记录系统(electronic health record,EHR),如 Epic、REDCap 和 Cerner 均嵌入了 PROMIS 工具,通过收集 PROMIS 评估结果帮助医务人员更好地进行临床决策。

(一) Epic 健康研究网络

Epic 健康研究网络(Epic Health Research Network)(https://www.epic.com/)创建于美国,且已广泛应用于加拿大、英国、荷兰等 10 余个国家,拥有超过 2.5 亿名患者的健康资料。Epic 自 2012 年开始提供少量 PROMIS SFs, Epic 2017 及更高版本已经纳入多数常用的 PROMIS 工具,包括成人及儿童(代言人)的 PROMIS SFs、CATs 和 profile - 29,并仍在不断增加中。患者可通过网页或手机访问 Epic 平台,研究者通过网页后台收集、分析、追踪、比较患者自我报告的 PROMIS 数据,Epic 还可实现高危情况预警、实时建议和指导功能。

（二）REDCap

REDCap（https://projectredcap.org/）由美国范德堡大学研发，目前已在137个国家或地区共4 307个机构中使用，拥有超过132万用户，提供中文、法语、德语、葡萄牙语等多语言操作界面。REDCap可直接链接"评估中心ᔆᴹ"，为用户提供包括成人及儿童（代言人）的PROMIS SFs、CATs和特征集，以及其他PROs工具，如Nero‑QoL，ASCQ‑Me等。用户可通过网页或移动设备（手机、平板电脑）在线或离线访问REDCap，进行PROMIS数据报告。

（三）Cerner

Cerner（www.cerner.com）创建于美国，平台为35个国家或地区提供超过27 500种评估工具/系统。Cerner通过在用户机构的设备端下载"评估中心API"，嵌入PROMIS等系列PROs工具，实现对英语和西班牙语版本成人及儿童（代言人）的PROMIS SFs、CATs、特征集和整体健康量表的应用和管理。患者可通过网页在线访问平台，工作人员主要通过各自机构设备下载"评估中心API"访问。功能与其他平台相似，另外具有提醒患者填写的功能。

四、嵌入健康相关移动医疗平台的 PROMIS

PROMIS作为颇受欢迎的自我报告评估工具，也被一些研究者纳入自己开发的健康相关App中，作为评估患者健康状况的重要工具，此类研究中纳入的常是PROMIS SFs或特征集。如有研究者在其开发的针对择期脊柱手术患者的健康管理应用程序ManageMySurgery-Spine（MMS‑Spine）中纳入了PROMIS的29个条目对患者健康状况进行为期1年的纵向追踪，但适用性检验结果显示患者报告的依从性有待提升。也有研究者开发了适用于多发性硬化症患者疲乏症状管理的App，其中应用PROMIS疲乏量表来收集患者自我报告的疲乏症状。另有研究者为背痛患者开发了决策支持系统selfBACK用于患者背部疼痛自我管理，其中纳入了4个条目的PROMIS身体功能量表。

第二节　我国 PROMIS 电子化应用现状

在 PROMIS 中国中心（PROMIS National Center-China, PNC – China）的组织和带领下，PROMIS 在中国的电子化应用正逐步开展，依托规范化数据平台开展电子化的数据收集、安全的数据管理、高效数据应用，实现患者报告数据，数据服务临床，最终提升患者诊疗全程体验的目标。

一、基于移动医疗的 PROMIS 工具

（一）儿童 PROMIS SFs 移动测量系统手机应用程序

以中文版儿童报告版和代言人报告版 PROMIS 八大简表（抑郁、愤怒、焦虑、疲劳、疼痛影响、同伴关系、身体功能—移动性、身体功能—上肢功能）为主要测评工具，本研究团队开发了国内首款儿童 PROMIS SFs 移动测量系统手机应用程序（图 8 – 1），用于电子化数据收集，为儿童慢性病全程数据收集奠定了坚实基础。此款手机应用程序的开发充分考虑了慢性病儿童的特征和喜好，界面配以卡通形象和量表条目语音播放功能，实现了儿童慢性病症状相关数据的跨时间、跨地域报告和管理，强大的后台更可进行数据的收集、统计分析和挖掘。应用程序在上海交通大学附属儿童医学中心，苏州大学附属儿童医院等医院已进行过临床试用。

（二）儿童 PROMIS 评估微信小程序

儿童 PROMIS 评估微信小程序是本团队基于中文版儿童 PROMIS profile – 25 构建的针对儿童的健康数据收集平台（图 8 – 2），旨在帮助患儿和家长主动报告医学诊疗过程中生理、心理及社会各方面的健康结局。PROMIS 评估微信小程序的设计充分考虑儿童特性，采用卡通界面并配有语音助手，包括"问卷""我的"和"庄园"三大模块，实现了包括症状自我报告、结果可视化、庄园激励系统等功能，小程序中创新性增加了庄园激励系统，以提高患儿和家长自我报告症状的积极性和用户黏度。PROMIS 评估微信小程序

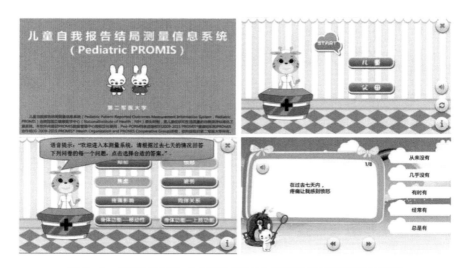

图 8‑1 PROMIS SFs 儿童版与代言人版移动测量系统部分截图

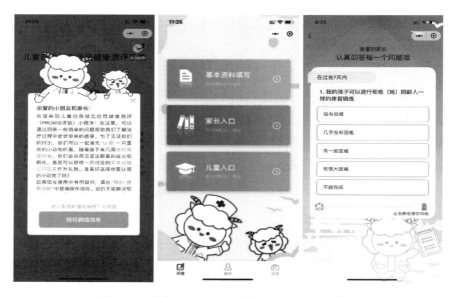

图 8‑2 儿童 PROMIS 评估微信小程序部分截图

目前正在上海、广州、杭州、重庆等多家儿童医院试用中。

（三）成人 PROMIS 微信小程序

本团队开发了"成人自我报告结局健康测评系统—乳腺癌"微信小程序

（图8-3），用于乳腺癌患者健康状态的测量，包括授权用户信息、填写基本信
息、乳腺癌核心症状测量3个核心模块，并提供病程管理、症状管理、使用说

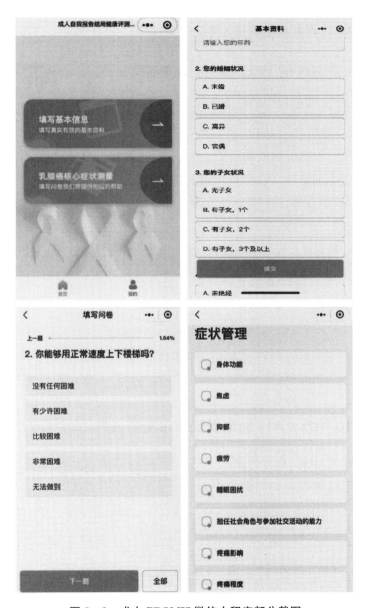

图8-3　成人PROMIS微信小程序部分截图

明、联系方式等工具供患者使用。其中，乳腺癌核心症状测量使用了成人PROMIS特征集对患者的身体功能、焦虑、抑郁、疲乏、睡眠困扰、担任社会角色与参加社交活动的能力、疼痛影响、疼痛强度等健康维度进行测评，可实时获取乳腺癌患者自我报告的健康数据，目前已在多家医院进行临床数据收集。

二、基于 HIS 的 PROMIS 数据平台

上海交通大学医学院附属儿童医学中心创新引入任务清单概念，在慢性病自我管理理念指导下，纳入中文版儿童 PROMIS SFs，开发了儿童慢性病管理数据库平台，包括电脑端和微信小程序端，通过精准症状评估、症状管理、疾病预警、健康咨询推送、数据为基础的临床决策支持以及个性化互动健康教育促进慢性病儿童全程自我管理。为保障儿童慢性病精准管理切实落地临床，特设 1 名癌症个案管理专科护士，负责相关数据收集，使数据高效用于相关研究，指导疾病的预防、治疗和照护，促进儿童慢性病的诊疗结局的管理。目前，该平台正在上海交通大学医学院附属儿童医学中心进行临床应用（详见第十章第二节）。

第三节 PROMIS 电子化应用的未来展望

一、PROMIS CATs 的电子化应用有待推广

目前，除了 PHO 官方推出的 PROMIS iPad App 可以实现 CATs 的电子化外，PROMIS 电子化应用多集中在 SFs 和特征集。PROMIS CATs 的优势在于可通过最少的条目评估患者的健康状况，将降低患者的测量负担，值得在临床实践中推广应用。在我国，PNC‐China 平台下各合作单位正在陆续完成中文版 PROMIS 在中国人群的测量学检验，并在此基础上研发适于中国人群的 PROMIS CATs 系统，最终将把 PROMIS CATs 以 App、微信小程序的前端形式呈现，以供患者高效、便捷地进行健康状况自我报告，让标准化的

PROMIS评估数据成为医疗和护理决策的重要参考数据。

二、PROMIS的临床落地需融入HIS

PROMIS适用于多种疾病症状和功能的长、短期监测，国外PROMIS的临床应用多融入医院电子信息系统，这使得医护人员可以便捷获得患者的健康数据，进而根据患者的真实感受为其提供更为精准的疾病救治方案和临床照护，实现"PROMIS数据来源于患者，也回馈于患者"的目的。国内而言，少量临床应用案例仍使用的是PROMIS SFs，且我国PROMIS电子化成果仍主要依托于本研究团队开发的App和微信小程序，仅上海市儿童医学中心将PROMIS SFs融入了HIS端口。因此，未来PROMIS如何以一种更为安全、高效的方式融入医院电子信息系统，形成以PNC-China为中心辐射全国多家医疗机构的PROMIS大数据库，并进行相关数据的采集、共享和挖掘，让PROMIS真正落地临床，服务于临床决策和临床问题解决，将是重要的努力方向。

三、PROMIS电子化将助力慢性病患者精准全程健康管理

构建囊括PROMIS的电子化慢性病数据管理平台可有效解决病程评估数据片段式采集、分散式保存的问题。前端通过手机App或微信小程序实现远程数据收集，将收集到的PROs数据与临床实验室指标、治疗方法和用药等数据相结合，打破门诊、住院、居家空间壁垒，可降低患者从家中往返医院的时间成本，为患者全病程动态数据收集和大数据挖掘奠定基础，进而成为实现精准、全程健康管理的重要基础。PROMIS电子化应用的临床落地将促进患者健康相关数据在医护人员、患者和照顾者之间的实时流动，这有助于医护人员更好地了解患者的症状、功能变化和整体健康状况，有助于医护人员为患者提供更为及时、精准临床决策和照护支持，对于长期居家的慢性病患者疾病进行自我健康管理也尤为有益。同时，患者症状、功能和健康状况的长期追踪也有助于医护人员掌握症状的发生、发展规律，探索症状相关的患者人群特征，进行高危人群筛查和识别、症状风险预测和管理，以早期介入干预，控制或减少

相关并发症，最终促进疾病结局的管理，提升患者诊疗全程体验。

第四节　PROMIS 电子化实例——"PROMIS 评估"微信小程序的构建与可用性检验

电子健康产品构建的推荐流程一般包括：

1. 了解多方用户和相关人群对电子健康产品的真实需求；
2. 将电子健康产品用户需求转化为内容和功能需求；
3. 与电子健康产品开发人员对接，将内容和功能需求转化为开发方案，并进行产品开发；
4. 贯穿电子健康产品开发全程的可用性评价；
5. 电子健康产品的临床应用和持续优化。

以本团队完成的面向癌症儿童及家长的"PROMIS 评估"微信小程序为实例，介绍电子健康产品构建和可用性检验过程。

一、癌症患儿症状评估及电子健康测量工具的需求访谈

（一）研究目的

了解癌症患儿及家长，相关研究者、临床医护人员、软件工程师对癌症患儿症状评估的真实体验，面临的主要问题，对症状评估的需求及偏好，以及对电子健康测量工具形式的需求和建议等。

（二）研究方法

1. 研究对象

采用目的抽样法，分别于临床选取符合标准的癌症患儿及家长参与一对一访谈，样本量以质性资料饱和为标准。另选相关领域研究者、临床医护人员、软件开发人员（研究对象纳入排除标准略）进行焦点小组访谈。

2. 研究工具

一对一访谈及焦点小组访谈均使用半结构式访谈提纲，面向患儿和（或）家长的半结构式访谈聚焦在患儿治疗过程中形成困扰的症状，有怎样的体验，应对方式如何及应对的困难，对电子化症状评估的想法和建议，长期使用的建议等。面向专业人士的焦点小组访谈聚焦在目前临床症状评估现状，症状评估内容需求，电子化症状评估用户端和管理端功能需求、长期使用建议等。

3. 数据收集和分析

面向患儿及家长的访谈在临床住院部床边或较私密的休息处完成，使用录音笔和纸笔同时记录。面向专业人士的焦点小组访谈在大学会议室进行，至少 2 名研究人员进行全程会议记录并同时进行全程录音。所有访谈结束后 48 小时内完成逐字转录以及双人核对。采用内容分析法进行资料处理分析。

（三）研究结果

1. 访谈对象的一般资料特征

本研究共有 6 对癌症患儿和父母参与了半结构式个人访谈，以及 10 名专家参与焦点小组访谈，一般资料略。

2. 主题

（1）面向患儿及家长的个人访谈析出主题：① 癌症患儿化疗期间可能会同时经历多种症状痛苦；② 仍缺乏科学系统的症状评估；③ 更倾向于使用电子化工具评估和管理症状；④ 需要辅以其他功能或服务以提高评估的依从性和长期性，如互动或游戏形式。

（2）面向专家的焦点小组访谈析出主题：① 一般资料借鉴已有研究，保持系统的开放性以便后期修改或扩容；② 软件应结合儿童特点开发确保儿童独立填写的功能；③ 通过加强结果与临床治疗或护理的联系促进家长对软件的使用黏度；④ 通过奖励促进儿童对软件的使用黏度；⑤ 选择微信小程序为载体比 App 更为经济便捷；⑥ 后台端口应确保数据获取的完整性、易导出性和安全性。

二、"PROMIS 评估"微信小程序的迭代开发

（一）研究目的

完成"PROMIS 评估"微信小程序的迭代开发。

（二）研究方法

1. 跨学科开发小组

跨学科开发小组的核心成员主要由研究者、临床工作者、软件工程师构成，于上阶段焦点小组访谈后完成组建并陆续开始工作。

2. 研究过程

主要包括以下步骤：① 基于需求的开发方案设计；② 初步开发；③ 开发小组内部测试；④ 多次迭代开发；⑤ 初版发布。

（三）研究结果

1. 开发小组核心成员一般资料特征

一般资料信息略。

2. 测试与迭代开发

小程序的第一轮开发由软件工程师团队基于核心开发团队给出的最终方案进行，在测试版完成后交由核心开发小组成员试用，进行质量评价会议提出发现的内容和功能设计上的问题，以及小程序运行上的漏洞或问题，由软件工程师给予回馈及修改。研究者为参与测试的核心开发小组成员设置了小程序内部测试任务纲要，主要包括前端的使用，思考后续可用性检验的核心任务，后端使用等，使用测试主要包括界面、内容、功能、运行测试等，请各位成员主要基于任务进行测试和记录并同时记录出现的其他问题，同时为后续可用性检验做必要的准备。在测试中完整记录测试发现的问题和工程师回馈，经过多轮测试和迭代反复的过程，直至问题完全解决。

3. 微信小程序开发结果

（1）小程序前端：微信小程序"儿童自我报告结局健康测评系统"，简称"PROMIS 评估"。小程序前端（用户使用端）在界面设计上采用卡通人物为背景，主要色调采用柔和的蓝色和绿色，并配有语音朗读系统。首次使用软件会

请家长与儿童一起参与游戏化的虚拟奖励系统。小程序主要分为 3 个模块：问卷模块、"我的"模块、庄园模块。问卷模块主要用以填写基本儿童及家长信息和儿童症状评估问卷，分为"基本资料填写""家长入口"和"儿童入口"（图 8-2），一般由上至下完成填写。其中"儿童入口"由 8 岁及以上的儿童独立完成，并在完成后可设置日程提醒。

"我的"模块主要包括了结果报告和管理，以及软件管理的相关内容。结果报告和管理主要采用数据可视化呈现基本资料和症状结果。其他为各种辅助功能，包括填写内容修改、语音设置、家长设置验证码等（图 8-4）。

庄园模块是一个单独为虚拟游戏激励系统设计的模块，用以追踪虚拟动物成长等级，鼓励患儿填写进程（图 8-5）。

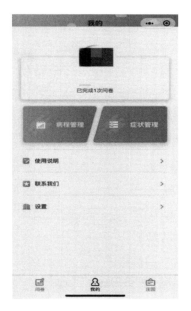

图 8-4 "PROMIS 评估"微信小程序"我的"模块页面

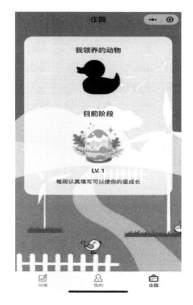

图 8-5 "PROMIS 评估"微信小程序庄园模块页面

（2）小程序后端：小程序后端基于网页构建，用以管理小程序内容及查询和导出数据。后端包括"设置""问卷管理"（图 8-6）、"用户管理""数据统计"（图 8-7）和"修改密码"五大版块。

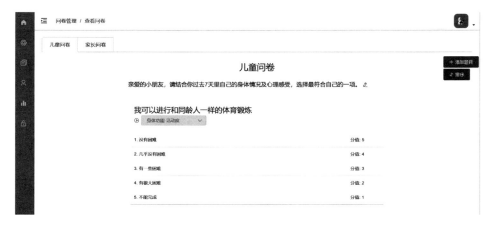

图 8‑6 "PROMIS 评估"微信小程序后端"问卷管理"页面

图 8‑7 "PROMIS 评估"微信小程序后端"数据统计"页面

三、"PROMIS 评估"微信小程序的可用性检验

(一) 研究目的

基于 ISO 9241‑11:2018 可用性框架,检验"PROMIS 评估"微信小程序的可用性。

（二）研究方法

1. 研究对象

采用目的抽样，在某儿科医院住院部进行，样本量主要基于质性研究的原则，以质性资料饱和为准。癌症患儿和患儿家长纳入排除标准略。

2. 研究流程

此研究采用混合研究方法的设计，采用量性研究的方法，基于可用性任务客观评价小程序的有效性、效率、满意度，并在研究过程中同时使用质性研究的方法，结合出声思维、观察法以及半结构式访谈等方法，获取研究对象对小程序的主观评价。可用性检验共分为两轮。

（1）第一轮可用性检验

1）构建可用性评价任务：小程序的可用性评价任务清单综合了产品开发小组核心成员在前期内部测试时提出的任务内容，与课题组成员及相关专家讨论的结果，基于小程序产品的核心功能、特色功能等确定。分为针对患儿家长的任务清单和针对患儿的任务清单，具体任务如下：

患儿家长任务清单

任务一：找到小程序及小程序的注册使用

——通过二维码或微信搜索框找到并打开小程序；

——观看或阅读完小程序使用指引并完成授权；

任务二：信息填写和评估

——请打开"基本资料填写"，正确填写完成信息；

——请打开"家长入口"，填写完成信息；

任务三：辅助功能使用

——请在"我的"中找到并阅读"使用说明"；

——请进入"病程管理"和"症状管理"查看已填写的内容；

——请在"设置"中启用验证码；

——请尝试修改任意一条孩子的资料。

> **患儿任务清单**
>
> 任务一：找到并打开小程序
>
> 任务二：评估
>
> ——请打开"儿童入口"，填写完成信息；
>
> ——请尝试点击任意一个问题的语音播报，收听语音。
>
> 任务三：辅助功能使用
>
> ——请进入"庄园"查看领养小动物的成长情况。

2）测试过程：2 位研究者和被试者共同进行，由被试者独立完成。一位研究者请家长或由研究者阅读任务清单，记录任务完成时间及其他表情动作等，另一位研究者详细记录测试过程中提出的问题或建议。测试后邀请被试者独立完成研究者提供的纸质版的小程序满意度及可用性综合评价问卷。完成问卷后，立即邀请其进行 1 次半结构式个人访谈，回顾性地对刚才使用小程序的过程以及其内容、功能等进行反馈和评价。

（2）第二轮可用性检验：对参与第 1 轮可用性检验的家长和患儿，在 1 周后进行第二轮可用性检验。对在院者于科室休息处进行测试，出院的被试者则由研究者告知测试要求自行完成测试，远程评估。第二轮测试主要基于后续的长期使用小程序的场景，请被试者自行找到并打开小程序，分别进入"家长入口"和（或）"儿童入口"，更新最新一周的疾病相关信息以及完成症状评估问卷。寻找并查看"病程管理"和"症状管理"的内容，查看"庄园"中动物的成长情况等。在被试者完成测试后，由研究者立即进行现场的（在院）或通过微信或电话（院外）的测试后半结构式个人访谈，了解是否有新的可用性问题出现，被试者在一定时间后在无指导的情况下独立使用小程序的能力，以及长期填写的依从性问题及建议等。

3. 评价指标和研究工具

（1）量性评价指标和工具

1）有效性：于第一轮测试中进行，主要基于任务清单，评价被试者对象每项任务的正确完成人数和完成率。

2）效率：于第一轮测试中进行，同样基于任务清单，评价被试者对象每项任务的正确完成时间，以及单项任务的用户最高和最短用时。

3）满意度：于第一轮测试后进行，使用测试后系统可用性评估问卷（post-study system usability questionnaire，PSSUQ）对整体的可用性满意度进行评估。参照 PSSUQ 标准分进行比较。

4）可及性、用户体验、使用伤害等：本研究将综合测试中出声思维、观察法、PSSUQ 问卷结果，以及测试后质性访谈获取以上指标的相关评价结果。

（2）质性研究工具

半结构式访谈提纲，第一轮围绕使用感受、优缺点和改进建议，第二轮围绕是否产生新的问题及长期使用意向和建议。

4. 数据收集和分析

（1）量性数据的收集：有效性和效率数据的收集在测试中同步进行，主要采用观察法和时间记录法，记录任务完成情况和完成时间。其他的可用性相关问题主要在测试中通过观察法、出声思维法等记录。满意度数据在测试后通过问卷调查法收集。计数资料采用计数和百分比描述，计量资料采用均数±标准差描述。

（2）质性数据的收集：第一轮质性访谈在测试后完成 PSSUQ 问卷后即时进行，同样同时进行纸笔和录音记录。当天完成转录和双人核对。质性资料采用质性资料的内容分析法进行分析。

（三）研究结果

1. 一般资料特征

本研究第一轮可用性研究共邀请了 6 对 8～17 岁的患儿及其家长，以及另外 4 名 5～7 岁患儿的家长，共 16 名目标用户对小程序进行了可用性检验评价。第二轮测试中有 4 人退出。一般资料略。

2. 量性结果

（1）有效性：患儿和家长均在无指导的情况下进行了小程序的试用，最终无论是患儿还是家长基本都能正确完成设置的核心任务，家长和患儿均在"搜索并打开"这一核心任务上遇到了一些问题,反映用户可能在小程序的检索上存在困难。另外,1名家长在查看"症状管理"图表上存在问题。

(2)效率:研究者通过在测试中记录被试者各任务的完成时间,并进一步统计计算任务的平均完成时间,最高用时,最短用时,呈现用户使用小程序各核心功能的效率。结果提示在多数对功能性模块试用的任务上,被试者完成的时间是非常短的。另外,通过效率检验可以发现,家长完成基本资料填写的平均时间为2分钟以内,问卷填写("家长入口"包括疾病资料和PROMIS profile-25问卷)的时间平均为不到8分钟,患儿填写儿童问卷("儿童入口"包括PROMIS profile-25问卷)的平均时间为不到2分钟。

(3)满意度:PSSUQ得分结果显示,患儿和家长对绝大多数满意度指标的评价都是低于最佳基准分和其99%置信区间的,即优于最佳基准呈现的满意度。其中患儿对条目7"这个系统给出的错误提示可以清晰地告诉我如何解决问题"、11"信息可以有效地帮助我完成任务"、15"这个系统有我期望有的所有功能和能力"的评价分数高于最佳基准,即患儿在此3个条目涉及的满意度方面欠佳。但这3个条目的评分没有影响总体的维度评分,系统质量、信息质量、界面质量和整体评价4个维度的满意度均分均低于基准分,患儿和家长对该小程序的总体满意度仍是较好的。

(4)其他结果:研究者对测试中研究对象的出声思维所表达的内容以及通过观察法获得的行为、表情、情绪等信息进行总结,对相应问题进行了讨论和必要修改。另外,第二轮可用性测试中没有另外出现新的功能或内容设置问题以及小程序运行问题。

3. 质性结果

(1)治疗期间对症状的关注度提高。

(2)使用小程序的有益体验显著,总体满意度较高。

有益体验包括:① 电子工具更加便携易用,使用更加干净;② 小程序获取方便,操作更熟悉流畅;③ 内容和功能科学、方便、实用,简单易懂;④ 界面设计友好,能有效调动儿童积极性;⑤ 家长可以了解孩子的想法和状态,增强理解和互动交流。

（3）小程序的不足与改进建议：① 对如何搜索到小程序不熟悉；② 小程序的文字指引和表述不十分清晰；③ 缺少与临床医护人员沟通联系的渠道。

（4）持续使用小程序的意愿尚佳。

本研究在开发和检验全程遵循理论指导，早期纳入产品的利益相关者充分了解需求，开发过程中组建跨学科开发小组，通过敏捷式开发法不断迭代开发完成小程序。通过在实际场景中的用户试用，经过两轮可用性检验结果显示，多数用户可以无障碍的独立实用小程序，并表达了对小程序科学性、便捷性、易用性等的有益体验，被试者提出的小程序的问题和建议对产品的优化修改提供了极好的依据。另外，两轮的可用性评价结果为小程序在临床投入长期使用获取纵向数据的可能性提供了支持。"PROMIS 评估"微信小程序基于理论开发，开发流程严谨科学，在实际场景和实际用户中充分进行了检验和必要的完善，为临床提供了可用于研究以及常规癌症儿童核心症状评估的电子健康测量工具，将在临床应用中持续得到优化。

（张雯，王婧婷）

参考文献

［1］ Stehlik J，Rodriguez-Correa C，Spertus J A，et al. Implementation of real-time assessment of patient-reported outcomes in a heart failure clinic：a feasibility study ［J］. J Card Fail，2017，23(11)：813.

［2］ Grossman L V，Mitchell E G. Visualizing the patient-reported outcomes measurement information system (PROMIS) measures for clinicians and patients［J］. AMIA Annu Symp Proc，2017：2289.

［3］ Grossman L V，Feiner S K，Mitchell E G，et al. Leveraging patient-reported outcomes using data visualization［J］. Appl Clin Inform，2018，9(3)：565.

［4］ Henn R F，Dubina A G，Jauregui J J，et al. The Maryland Orthopaedic Registry ［MOR］：design and baseline characteristics of a prospective registry［J］. J Clin Orthop Trauma，2017，8(4)：301.

［5］ Khullar O V，Rajaei M H，Force S D，et al. Pilot study to integrate patient reported outcomes after lung cancer operations into the society of thoracic surgeons database ［J］. AnnThorac Surg，2017，104(1)：245.

［6］ Ponder M，Ansah-Yeboah A A，Charalambous L T，et al. A smartphone app with a digital care pathway for patients undergoing spine surgery：development and feasibility study[J]. JMIR Perioper Med，2020，3(2)：e21138.

[7] Newland P，Oliver B，Newland J M，et al. Testing feasibility of a mobile application to monitor fatigue in people with multiple sclerosis[J]. J Neurosci Nurs，2019，51 (6)：331.

[8] Sandal L F，Øverås C K，Nordstoga A L，et al. A digital decision support system (selfBACK) for improved self-management of low back pain：a pilot study with 6-week follow-up[J]. Pilot Feasibility Stud，2020，6：72.

[9] 王婧婷，岳朋，袁长蓉.患者报告结局测量信息系统的电子化应用现状及展望[J].护士进修杂志,2022,37(3)：203.

第九章 患者报告结局测量信息系统在成人领域的应用

患者报告结局测量信息系统（patient-reported outcomes measurement information system，PROMIS）在准确和高效地测量健康结局方面具有突出优势，可促进患者参与及提高医患沟通效能，有助于实现个性化的诊疗及照护。同时，移动医疗技术的飞速发展也扩大了 PROMIS 的应用范畴，使其可嵌入医疗系统或移动设备内，持续监测患者健康数据的变化，有力地推动了患者院内及院外环境下健康结局的准确测评。PROMIS 在成人患者的症状或功能筛查及评估、生活质量评估、治疗或干预效果评价、临床决策等应用场景中已得到实践。本章介绍 PROMIS 在成人患者中的应用情况，从而为促进 PROMIS 的研究及临床实践提供参考。

一、症状或功能筛查

PROMIS 为成人患者常见症状或功能的筛查提供了重要的测量工具，有助于早期识别潜在健康问题或可能出现高危状态的患者。

美国犹他大学建立了标准化的 PROMIS 评估服务，将 PROMIS CATs 整合到电子健康记录（electronic health record，EHR）中，根据患者的时间表及相应就诊科室为癌症患者分配合适的 PROMIS 工具。癌症患者可通过 EHR 的患者端口或在预约时通过平板电脑完成相应筛查。临床医生可以在 EHR

中查看患者的 PROMIS 得分,纵向图表和医疗咨询等信息,根据相关数据快速评估患者整体身心健康状况,并早期识别存在潜在健康问题的患者。美国西北大学医学院也将 PROMIS CATs 嵌于医疗机构的 EHR 中,癌症患者在进行医疗机构预约之前需完成评估,当系统识别患者报告的 PROMIS 得分处于"危险"阈值内时将向照护团队进行警报提醒。美国蒙特非奥里医疗中心在妇科癌症门诊建立了 PROMIS ePRO 系统(electronic PRO),患者在门诊等候区用平板电脑完成 PROMIS 评估,系统可计算每个患者的症状得分并根据症状得分的严重阈值对患者进行分组,将 PROMIS 数据与临床病理特征进行比较后为患者提供转诊服务。大部分患者认为 PROMIS ePRO 系统易于完成,具有临床价值,该系统有助于实现症状的早期筛查并识别症状严重的妇科癌症患者,及时提供辅助转诊服务。荷兰研究者开发的健康照护监控系统(healthcare monitor,HM),是用于头颈癌患者的纵向随访的 ePRO,在头颈癌患者的日常护理评估中有助于提升患者的积极体验,动态识别患者的症状困扰。

PROMIS 在早期识别需要给予关注或干预的患者方面显示出独特优势,尤其在心理健康评估方面具有良好效果,如美国一些医疗机构在候诊期间将 PROMIS 纳入常规就诊流程,开展抑郁症状的初步筛查。患者在就诊时填写相关 PROMIS 简表,当得分高于临界值时,临床医生将对患者进行相应处理(如进一步评估、转诊)。一些研究发现使用 PROMIS 后患者转诊并获取照护的比例与使用 PROMIS 之前相比有所增加。挪威研究者开展的一项研究要求糖尿病患者在就诊前完成 PROMIS 量表,当分值较高时由糖尿病专科护士会诊并提供干预措施,而分数较低的患者则接受糖尿病护士的定期随访,为症状及功能筛查提供了简便有效的辅助工具。

美国马里兰大学研究者将 PROMIS 嵌入马里兰骨科注册系统(maryland orthopaedic registry,MOR),建立 MOR 研究注册系统,主要用于监测骨科术后患者的整体健康水平的变化。PROMIS CAT 嵌入医院的电子健康记录系统中实现了对患者症状和功能的动态监测。美国骨科足踝协会建立了一个连接全国足踝外科医生的足踝结局研究联盟(orthopaedic foot and ankle outcomes research,OFAR),统一使用足功能指数评分(foot function index,

FFI)、踝足功能评分(foot and ankle ability measure，FAAM)、PROMIS—身体功能和疼痛 CATs 来收集、汇总和报告患者的健康数据,旨在建立一个基于计算机的、全国性的患者报告结局数据库。患者在门诊或术前通过平板电脑、笔记本电脑或台式电脑登录 PROMIS 评估中心在线门户完成调查,术后 6 个月采用同样的方法完成问卷。对于未到诊所进行随访的患者,研究人员会通过电话尝试联系患者,邀请他们通过诊所或互联网在线形式完成随访调查。通过大规模的 PROMIS‐CATs 的应用可以推进足踝关节疾病患者的评估症状及功能筛查。

上述研究显示,不同形式的 PROMIS 适用的临床场景存在差异,在具体使用时应根据研究目的及实际情况选择最为合适的 PROMIS,以契合利益相关者多样化的研究需求。

二、症状或功能评估

疾病本身及相关治疗会导致患者出现一系列生理、心理以及社会问题,导致患者出现多种症状及功能变化,如疲乏、疼痛、恶心、呕吐、身体功能下降等。PROMIS 以患者为中心,可以更直接、更全面地收集患者的健康数据,是准确评估及量化症状或功能的理想辅助工具。

目前,已有可用于成人患者的普适性 PROMIS 和针对癌症患者的特异性PROMIS。普适性 PROMIS 如 PROMIS—焦虑、抑郁、疼痛简表等测评工具可用于成人患者的症状及功能测评。此外,一些研究者运用特异性的PROMIS 以更准确地评估特定癌症患者的症状体验。两者各有优缺点：普适性量表的应用范围广泛,对人群的限制较少,易于推广,但量表中的问题相对宽泛,对特定疾病的灵敏度较差;特异性量表则更适于准确获得癌症特异性的健康信息,具有更高的反应度。

一些研究将 PROMIS 用于成人患者的症状或功能水平评估及其预测因素探索中,如中国研究者运用 PROMIS—社会功能简表、PROMIS—社会关系简表以及 PROMIS—抑郁简表评估了化疗期乳腺癌患者的社会功能水平,得出患者社会功能呈现低能力—高满意度、高能力—低满意度、低能力—低满意度 3 个潜在类别，且不同社会功能类别的化疗期乳腺癌患者在婚姻状况、子女状况、文化程度、工作状态、家庭月收入及医疗保险类型上的分布存在差异，显示 PROMIS 可在临床中用于了解常见健康结局的现状，有助于临床决策。美国研究者采用 PROMIS—焦虑简表、PROMIS—抑郁简表、身体形象量表（body image scale，BIS）等评估原发性脑癌症患者焦虑、抑郁症状及身体形象，提出疾病和治疗相关的身体形象改变是患者焦虑抑郁水平的重要预测因素。美国研究者采用 PROMIS—抑郁和 PROMIS—疼痛简表分析了恶性脑癌症患者在参与跨学科门诊治疗期间以及之后 3 个月内的健康相关生活质量与癌症相关疼痛和抑郁症状之间的相关性，显示在临床中可将 PROMIS 与多种工具联合使用，获得多维度的健康信息。上述研究显示，PROMIS 在症状或功能的相关研究中可发挥多重作用，如评估症状或功能现状、识别影响因素、了解健康结局之间的相关性等。

一些研究将 PROMIS 用于症状的评估及随访中，如美国研究者使用腕动睡眠监测仪以及 PROMIS—睡眠障碍简表评估患者的睡眠质量，提出疾病活动度是影响患者睡眠质量的重要因素。与处于缓解期的患者相比，中度至重度症状的患者客观睡眠指标较差，显示 PROMIS 可与健康监控设备联合使用，以获得主客观相结合的症状数据。对于有较高自我护理意识的心脑血管疾病患者，美国研究者发现采用 PROMIS 进行自我报告有助于帮助医护人员了解患者自我护理的需求，强化脑卒中患者的心理弹性。美国研究者以 PROMIS—疼痛、睡眠、疲乏、焦虑、抑郁简表为研究工具，调查炎症性肠病患者的症状负担，以潜在类别分析确定了 4 种轨迹类别：高症状负担组（疼痛、疲乏、抑郁、焦虑和睡眠障碍）、低症状负担组、身体症状组（疼痛、疲乏和睡眠障碍）和心理症状组（抑郁和焦虑）。其中，约有 1/3 的炎症性肠病患者具有高症状负担，在 6 个月及 12 个月时症状负担仍然较重，仅有 10% 的患者转变为低症状负担。因此，PROMIS 在症状群纵向追踪方面具有突出优势，有助于及时监测患者的症状变化趋势，为临床决策提供重要参考。

一些研究将 PROMIS 与移动医疗设备相结合，以更便捷地获取患者的症状变化，如美国研究者研发了一款名为 ProVis 的软件，与电子健康病历结合，并将 PROMIS 问卷进行可视化处理,以纵向追踪患者的症状变化。结果显示,上述方式有利于促进患者的症状评估与管理,降低患者的再次入院率。美国研究者以用户为中心的理念,设计了一款通过多模式接口的电子设备收集问卷的评估结果的自评工具,以满足不同人群尤其是老年慢性阻塞性肺疾病患者主动报告症状的需求。在该设备中,患者可选择音控键播报问题,触摸屏幕或使用自动语音识别模式给出命令或响应,提高了患者的参与率,并有助于识别高风险症状的患者。美国研究者探讨将肺癌术后患者自我报告结局嵌入胸外科医师学会数据库的可行性。研究者采用平板电脑对数据进行收集,主要用于监测患者术后及术后 6 个月自我报告结局指标的变化,结果证实将PROMIS 纳入电子健康系统可以较好地对患者的症状和功能进行动态监测。

上述基于 PROMIS 的症状管理研究均证实了其在成人患者症状评估、追踪和管理方面的可行性及有效性。其中,ePRO 在患者的长期随访中具有独特优势:首先,患者填写的数据可直接传输到研究数据库。研究者可设置相应算法确保数据的完整性及准确性。其次,ePRO 可有效避免数据的录入错误,提高效率。ePRO 有助于实现高应答率,更具安全性和隐私性,提高患者的依从性。另一方面,PROMIS ePRO 有利于实现对患者数据的实时动态监测,并可呈现不同患者随着时间进展的健康状态变化,利于降低医护人员的管理负担,更及时地对高危患者进行预警及干预。

三、生活质量评估

健康相关生活质量(health-related quality of life,HRQOL)提供了成人患者对疾病负担、治疗及干预效果的重要信息。不同的量表涉及的健康相关问题存在差异,在使用 HRQOL 量表之前,应根据测量内容及适用人群选择合适的研究工具。

美国研究者将 PROMIS CATs(包括疲乏、生理功能、睡眠障碍和认知功能领域)与欧洲癌症研究与治疗中心癌症患者生活质量问卷头颈部模块进行比较,发现除睡眠障碍外,EORTC 头颈癌生活质量量表与 PROMIS CATs 在所有测量内容中都具有良好的相关性,证实了 PROMIS CATs 在临床实践中的有效性。此外,患者完成 PROMIS CATs 的平均时间为 6.2 分钟,完成 EORTC 功能量表的平均时间为 11 分钟,显示 PROMIS CATs 显著降低了患者的测量负担。加拿大研究者将 PROMIS 工具与移动设备结合,使用类癌网络健康故事线移动应用程序记录患者的症状、情绪、排便、食物、活动和睡眠情况,同时通过 PROMIS 和 EORTC 监测接受长效生长抑素类似物治疗的神经内分泌癌症患者的生活质量,结果表明,随着患者腹泻症状的缓解,其整体 HRQQL 出现显著改善,显示 PROMIS 可以用于患者生活质量的纵向追踪评价。基于应用程序的 PROMIS 工具有利于患者自由、随时记录他们的疾病体验和生活质量,也有助于医务人员动态评估患者的生活质量变化。

多个国家建立了基于 PROMs 的大型网络系统,如法国 Mapi 研究基金会建立了患者报告结局和生命质量量表数据库,旨在提供互联网渠道下关于患者报告结局和健康相关生活质量的信息。该数据库现有超过 900 种测量工具,研究者可根据目标人群及研究目的在数据库内查找研究工具,了解其可用版本、使用条件等信息。中国研究者以患者报告结局国际开发标准作为指导,采用质性研究、德尔菲法、项目反应理论等方法构建条目池,以医院信息管理系统为基础,依托眼科数字化信息管理系统,基于计算机自适应测试技术构建了成人斜视患者报告结局测评系统,可测量患者的生活质量水平,包括测评系统、统计相关和系统管理 3 个模块,可缩短患者的测评时间,提高依从性和满意度。美国研究者将 PROMIS—身体功能、疼痛、睡眠障碍等 11 个领域的 CATs 用于肝硬化住院患者的生活质量评估。PROMIS CATs 具有良好的信效度,且测量负担较小,在测评生活质量方面具有优势。美国研究者采用 PROMIS 对结直肠癌患者的生活质量进行调查,结果显示较低的生活质量与较差的生存周期相关,因此,PROMIS 有助于协助医务人员对患者的生活质量进行定期随访,对预后可能更差的患者进行及时干预。

PROMIS 是评估成人患者生活质量的有效工具。目前相关测量工具的测量属性检验、优化及比较研究在不断开展,针对相关工具的电子化 2 次开发和可行性验证也在持续推进。其中,计算机自适应测试系统可在保持测量精准度的基础上显著降低患者的测量负担,是今后 PROMIS 的重要发展方向。

四、治疗或干预效果评价

PROMIS可为医务人员提供患者健康结局的丰富信息,是临床治疗及干预效果评价的重要评估手段之一。

美国研究者将PROMIS—生理功能简表和PROMIS—参与社会角色及活动的能力简表作为评估癌症消融术效果的测量工具,分别在患者接受消融前24小时、消融后1～7天和30天进行测量,证实了PROMIS可以快速捕获患者对癌症治疗效果的感受,及时反映患者的不适,临床医生可据此做出后续治疗决策。美国研究者在硬纤维瘤人群中,使用PROMIS生理功能简表和PROMIS疼痛影响简表作为效果评价工具,将每个患者的治疗分为不同的发作期,每个发作期有特定的治疗策略,并比较了局部治疗组和未接受局部治疗的患者的生存曲线。研究显示,接受过两次或以上手术,或曾接受过手术或放疗治疗的患者的PROMIS生理功能评分最低,表明更积极的局部治疗可能与较差的长期生理功能结果相关。

PROMIS作为临床试验可靠的结局评价工具,可为医护人员及科研工作者在干预方案的制定与调整中提供参考。美国研究者将PROMIS作为乳腺癌患者及其照顾者支持性护理干预的结局指标测量工具,并比较了PROMIS和其他乳腺癌症状评估工具的反应度。结果显示,PROMIS与其他评估工具具有相似的反应度,因此,在开展乳腺癌照护干预中可使用PROMIS作为干预效果的评价指标之一。美国研究者报告了一项减肥干预方案对癌症患者生活质量的影响,将乳腺癌和血液恶性癌症的癌症幸存者随机分为15周减肥计划小组和对照组,并在基线和第15周使用PROMIS—睡眠障碍简表和EORTC QLQ问卷完成了测量。研究发现在超重或肥胖的癌症患者中,15周的减肥干预改善了患者的睡眠障碍以及生活质量,且患者出现了持续的体质量减轻倾向。

美国研究者使用PROMIS-29等测评工具,评估一个生物—心理—社会的多学科方案在成人炎症性肠病中心工作流程中的可行性。该干预方案包含了心理测量、社会工作者评估和干预、即时的精神病学服务和一个嵌入成人炎症性肠病中心工作流程的、面向卫生保健提供者的持续心理社会教育项目,证实 PROMIS 在慢性病患者心理健康及社会健康测评方面具有优势。美国研究者在踝关节骨折患者人群中,使用可穿戴设备—鞋垫传感器及 PROMIS 进行下肢负重监测。结果显示,虽然可穿戴设备监测数据和 PROMIS 的测量结果基本一致,但可穿戴设备监测的指标仅限于活动记录、心率测量和简单睡眠记录,无法提供复杂的系统监测指标。美国研究者将 PROMIS—生理功能、PROMIS—社会功能简表等测量工具作为心血管疾病或糖尿病患者接受以患者为中心的基础医疗照护后的结局指标,证明了该干预方案的有效性。美国研究者基于前列腺癌患者认知—行为—压力管理手册,对 22 例接受糖皮质激素治疗的晚期前列腺癌患者进行压力管理,在干预 10 周后使用 PROMIS—焦虑、抑郁、疲乏、疼痛和身体功能 CATs 对干预效果进行评价,证实 PROMIS 工具和 CATs 的联合使用可便捷有效地评价方案的效果,在临床中具有推广价值。

PROMIS 可作为治疗及干预方案效果评判的重要辅助工具,可与客观生理检查结果、临床医生报告结局、照顾者报告结局相结合以更客观地评价效果。

五、临床决策

PROMIS 有助于医护人员了解成人患者对于治疗、照护的偏好及需求,促进其参与临床决策。

将 PROMIS 纳入患者评估有助于鼓励患者更主动地报告疾病症状。此外,医护人员可根据其变化趋势与设定阈值识别出高危患者,提高医疗资源的利用率。国内研究者基于随机森林、支持向量机和神经网络技术 3 种机器学习算法构建了心衰患者的预后模型。研究者基于住院期间心力衰竭患者的患者报告结局数据,通过单因素分析筛选出有统计学意义的自变量作为输入变量,以患者出院后 1 年内是否发生主要不良心血管事件为结局变量,结果显示基于 PROMIS 数据所构建的模型在预测患者的预后及开展临床决策方面具有重要临床价值。美国研究者对因糖尿病病足溃疡进行手术的患者进行术后身体功能的预测,术前采用 PROMIS—身体功能、疼痛、抑郁 3 个领域的 CATs 收集患者数据,术后 3～12 个月使用 PROMIS PF CATs 对其身体功能进行评估。多元回归模型结果显示,患者术前的身体功能、疼痛、抑郁水平可有效预测患者术后身体功能状况,显示可基于 PROMIS 探索临床结局的预测因素,以指导更有针对性的临床决策。美国研究者采用 PROMIS 预测肝硬化患者住院时间和再入院的可能性,显示患者首次入院的预测因子是肝性脑病和日常功能,患者再次入院的预测因子是疼痛,PROMIS 测量工具中的日常功能模块可以独立预测肝硬化患者再入院时间,显示出基于 PROMIS 的临床决策有助于改善患者的健康结局。

一些研究者通过最小临床重要差异(minimal clinically important differences,MCID)以分析和客观判断临床治疗后患者结局报告的改变,为实施临床干预措施或选择治疗方案提供重要依据。美国研究者通过 PROMIS PF CATs 对骨科诊所就诊的 18 岁及以上的 2 226 名成年患者进行健康数据收集,建立了骨关节疾病患者 PROMIS PF CAT 的最小临床重要差异变化值,变化范围为 7.29～8.41,为患者对治疗改变的预期选择、判断提供了依据。此外,PROMIS 的评分可预测临床症状改变情况,发挥其辅助临床决策功能。美国研究者对择期接受足部或踝关节手术患者分别在首次、随访进行 PROMIS PF 和 PI 评分,通过受试者工作特征曲线分析来确定达最小临床重要差异的阈值,以促进此类人群的功能改善。

在信息技术的快速发展趋势下,如何构建使用电子化 PROMIS 平台、完善技术支撑系统,将 PROMIS 与电子健康记录相结合、收集多中心数据以辅助成人患者的临床决策有待探索。

(蔡婷婷,朱瑞,黄延锦,钱会娟)

参考文献

［1］ Tessmer MS, Flaherty KT, Tessmer MFK. AACR Cancer progress report 2017: harnessing research discoveries to save lives［J］. Clin Cancer Res, 2017, 23 (18): 5325.

［2］ Parliament MB, Danjoux CE, Clayton T. Is cancer treatment toxicity accurately reported[J]. Int J Radiat Oncol，1985，11(3)：603.

[3] Cessna JM，Jim HS，Sutton SK，et al. Evaluation of the psychometric properties of the PROMIS cancer fatigue short form with cancer patients[J]. J Psychosom Res，2016，81：9.

[4] McCarty S，Eickmeyer SM，Kocherginsky M，et al. Health-related quality of life and cancer-related symptoms during interdisciplinary outpatient rehabilitation for malignant brain tumor[J]. Am J Phys Med Rehabil，2017，96(12)：852.

[5] Rowe L，Vera E，Acquaye A，et al. The prevalence of altered body image in patients with primary brain tumors：an understudied population[J]. J Neuro-oncol，2020，147(2)：397.

[6] Stachler RJ，Schultz LR，Nerenz D，et al. PROMIS evaluation for head and neck cancer patients：a comprehensive quality-of-life outcomes assessment tool [J]. Laryngoscope，2014，124(6)：1368.

[7] 蔡婷婷,黄青梅,吴傅蕾,等.基于患者报告结局的化疗期乳腺癌患者社会功能的潜在类别分析[J].护士进修杂志,2020,35(20)：1830.

[8] Sikorskii A，Victorson D，O'Connor P，et al. PROMIS and legacy measures compared in a supportive care intervention for breast cancer patients and caregivers：experience from a randomized trial[J]. Psycho-Oncology，2018，27(9)：2265.

[9] Gressel GM，Dioun SM，Richley M，et al. Utilizing the Patient Reported Outcomes Measurement Information System (PROMIS®) to increase referral to ancillary support services for severely symptomatic patients with gynecologic cancer[J]. Gynecol Oncol，2019，152(3)：509.

[10] Dronkers EAC，Baatenburg de Jong RJ，Poel EF，et al. Keys to successful implementation of routine symptom monitoring in head and neck oncology with "Healthcare Monitor" and patients' perspectives of quality of care[J]. Head Neck，2020，42(12)：3590.

[11] Newman ET，Lans J，Kim J，et al. PROMIS function scores are lower in patients who underwent more aggressive local treatment for desmoid tumors[J]. Clin Orthop Relat Res，2020，478(3)：563.

[12] Adams JR，Ray D，Willmon R，et al. Living with neuroendocrine tumors：assessment of quality of life through a mobile application[J]. JCO Clin Cancer Inform，2019，3：1.

[13] Van De Sande M，Tap WD，Gelhorn HL，et al. Pexidartinib improves physical functioning and stiffness in patients with tenosynovial giant cell tumor：results from the ENLIVEN randomized clinical trial[J]. Acta Orthop，2021，92(4)：493.

[14] Atwell TD，Schultz GG，Leibovich BC，et al. Patient-reported outcomes after percutaneous renal ablation：initial experience[J]. Am J Roentgenol，2019，212(3)：672.

［15］ Brown JC，Giobbie-Hurder A，Yung RL，et al. The effects of a clinic-based weight loss program on health-related quality of life and weight maintenance in cancer survivors：A randomized controlled trial［J］. Psychooncology，2021，31(2)：326.

［16］ Haugstvedt A，Hernar I，Strandberg RB，et al. Use of patient-reported outcome measures（PROMs）in clinical diabetes consultations：study protocol for the DiaPROM randomised controlled trial pilot study［J］. BMJ Open，2019，9(1)：e024008.

［17］ Sanchez-Morillo D，Crespo M，Leon A，et al. A novel multi-modal tool for telemonitoring patients with COPD［J］. Inform Health Soc Care，2015，40(1)：1.

［18］ Grossman LV，Mitchell EG. Visualizing the Patient-Reported Outcomes Measurement Information System（PROMIS）measures for clinicians and patients［J］. Annual Symposium Proceedings，2018，21(1)：2289.

［19］ Gilley J，Bell R，Lima M，et al. Prospective Patient Reported Outcomes（PRO）study assessing outcomes of surgically managed ankle fractures［J］. Foot Ankle Int，2020，41(2)：206.

［20］ Kagan R，Anderson MB，Christensen JC，et al. The recovery curve for the Patient-Reported Outcomes Measurement Information System Patient-Reported physical function and pain interference computerized adaptive tests after primary total knee arthroplasty［J］. J Arthroplasty，2018，33(8)：2471.

［21］ Fox RS，Moreno PI，Yanez B，et al. Integrating PROMIS® computerized adaptive tests into a web-based intervention for prostate cancer［J］. Health Psychol，2019，38(5)：403.

［22］ Bajaj J，Thacker L，Wade J，et al. PROMIS computerized adaptive tests are dynamic instruments to measure health-related quality of life in cirrhosis［J］. Hepatology，2011，54：585A.

［23］ Hunt KJ，Alexander I，Baumhauer J，et al. The orthopaedic foot and ankle outcomes research（OFAR）network：feasibility of a multicenter network for patient outcomes assessment in foot and ankle［J］. Foot Ankle Int，2014，35(9)：847.

［24］ 倪飞霞，蔡婷婷，顾艳荭，等.患者报告结局测量信息系统在炎症性肠病患者中的研究进展［J］.解放军护理杂志,2021,38(7)：64.

［25］ 夏浩志，蔡婷婷，杨珺，等.患者报告结局在安宁疗护中的应用进展［J］.护士进修杂志,2021,36(15)：1397.

［26］ 蔡婷婷，李丹钰，朱瑞，等.基于患者报告的乳腺癌患者生活质量测量工具研究进展［J］.上海护理,2021,21(10)：47.

［27］ Eisele M，Rakebrandt A，Boczor S，et al. Factors associated with general practitioners' awareness of depression in primary care patients with heart failure：baseline-results from the observational RECODE－HF study［J］. BMC Family Practice，2017，18(1)：71.

[28] Madison Niermeyer，Jackie Einerson，Alexandra L，et al. Perceptions of function and recovery among persons with stroke and care partners[J]. Rehabil Psychol，2022，67(2)：215.

[29] Huang M，Bounsanga J，Voss MW，et al. Establishing minimum clinically important difference values for the Patient-Reported Outcomes Measurement Information System Physical Function，hip disability and osteoarthritis outcome score for joint reconstruction，and knee injury and osteoarthritis outcome score for joint reconstruction in orthopaedics[J]. World J Orthop，2018，93：41.

第十章　患者报告结局测量信息系统在儿童领域的应用

儿童患者报告结局测量信息系统（pediatric patient-reported outcomes measurement information system，pediatric PROMIS）是 PROMIS 中针对 5～17 岁患者的生理、心理、社会健康方面的 PROs 测量工具。和成人 PROMIS 相比，儿童 PROMIS 充分考虑了儿童认知功能发育的特点，分为了面向 5～7 岁儿童的代言人报告版本和面向 8～17 岁儿童的自我报告版本（8 岁以上儿童家长也可使用代言人报告版本）。和成人 PROMIS 相同，儿童 PROMIS 也包括了简表（short forms，SFs）、特征集（profile）和计算机自适应测试（computerized adaptive testings，CATs）3 种形式。自 2009 年儿童 PROMIS 项目启动至今，儿童 PROMIS 系列工具已在健康人群和疾病人群中包括癌症、哮喘、肾病、骨科疾病等患儿中得到了广泛的应用。同时也在多年的研究基础上进行了愈发丰富的临床转化实践。另外，为了逐步实现对儿童全生命周期的健康评估，面向 1～5 岁幼儿的 PROMIS 工具也在 2021 年发布，但尚未有应用相关的文献发表，因此本章将主要针对 5～17 岁版本的儿童 PROMIS 在国内外研究领域的探索和其在国内外的临床转化应用进行阐述。

第一节 儿童 PROMIS 的研究应用

儿童 PROMIS 已在健康人群和以慢性病患儿为代表的疾病人群中得到了广泛的应用,包括了对健康儿童和青少年的健康全面评估,以及对疾病儿童的症状及功能评估、生活质量评估、疾病筛查和临床效果评价。

一、在一般人群中的应用

PROMIS 不同于大多数常用的 PROs 测量工具,它不仅可用于疾病人群自我报告的症状及功能问题的测量评估,还可用于健康人群的自我报告症状测量。目前,儿童 PROMIS 测量工具在一般健康人群中的应用主要是针对青少年的运动相关生理、心理、社会健康评估。包括专门针对运动员群体的研究,比如有研究者基于早期的俱乐部专业化运动训练可能会影响高中生运动员后续的受伤风险和生活质量的假设,使用了儿童 PROMIS profile - 37 问卷评价早期参与专业俱乐部训练的运动员在受伤风险和生活质量方面的特征,并比较其差异。另外,也有研究者使用儿童 PROMIS 社会、疼痛、焦虑,以及下肢功能相关的 CATs 评估受伤康复的青少年运动员的健康状态,以判断其能否返回赛场。儿童 PROMIS 还被用于对参与一些特殊的运动类型的一般青少年进行生活质量及身体状态评价,比如使用 profile - 25 探索参与身体碰撞型运动的青少年在生理、心理及社会症状及功能上的综合表现;或使用儿童 PROMIS 身体活动、久坐行为和疲乏相关量表,对在大型社区活动中进行短时间中等到高强度运动的青少年进行健康状态的评估等。

目前儿童 PROMIS 在健康人群中的应用仍较为聚焦,主要是与运动相关的青少年健康状态评估和健康风险预测,且主要为国外研究。国内使用 PROMIS 面向健康儿童和青少年的研究,目前仅有研究者在对儿童 PROMIS 情绪评估 App 进行可用性检验时,同时纳入了健康和疾病人群。根据 PROMIS 国际健康组织(PROMIS Health Organization,PHO)推荐,儿童

PROMIS 可广泛应用于健康人群,因此儿童 PROMIS 在学校、社区健康等多场景应用中仍有很大发展空间。

二、在疾病人群中的应用

(一) 症状及功能评估

与成人相同,儿童各种疾病会给患儿带来复杂的症状和反应,成人患者对于自身症状、感受及身体状态的描述往往更加直观和深刻,但对于儿童而言,长期被忽略的自我报告可能会在很大程度上影响其疾病治疗恢复及健康状态。儿童 PROMIS 工具对于儿童患者自我报告症状体验和负担的标准化测量评估,将在很大程度上为医护人员提供丰富的临床资料,对医护人员深入了解患者情况、判断疾病发展、进行医疗护理决策并在后续提供针对性的治疗与照护有重要参考价值。因此,症状和功能评估是目前儿童 PROMIS 工具在临床上最为普遍的应用领域。

一般情况下,研究者会选用儿童 PROMIS 条目池、SFs 和 CATs 对患儿的某个或某些症状进行评估,尤其在临床研究中,使用儿童 PROMIS CATs 进行症状功能评估是一种全面且省时的方式。比如国外的 2 项研究都关注到社会剥夺对骨科患儿的影响,对生活在不同程度社会剥夺地区的儿童采用 PROMIS CATs 高效地进行了患儿上肢功能、移动性、疼痛影响和同伴关系症状功能评估,证实了社会剥夺对于儿童同样具影响重大。另外,根据研究或实践需要的信息,很多研究也会适当地选择儿童 PROMIS 完整条目池或 SFs。

儿童 PROMIS 最初发展成熟的几个领域,包括上肢功能、移动性、疼痛影响、疲劳、抑郁症状、焦虑、愤怒、同伴关系和哮喘影响,各种形式的量表较多地应用于临床多种慢性疾病或处于慢性状态患儿的症状或功能状况描述和评估的研究,比如癌症、慢性肾病、肥胖、风湿病、镰状细胞病等。如美国的研究者同时使用了儿童 PROMIS 疲乏简表和其余 2 个儿童和青少年疲乏量表,对 96 名癌症化疗期间的患儿进行疲乏评估,研究结果证实了 PROMIS 疲乏量表和其他疲乏量表在癌症患儿疲乏症状评估结果上具有高度相关性,且儿童 PROMIS 疲乏简表相较于其他量表,适用的儿童年龄范围更大,临床使用和分析也更为便捷。另外,儿童 PROMIS 工具也在越来越多地被用于纵向症状功能的追踪。比如来自以色列的研究者使用儿童 PROMIS 焦虑和抑郁简表,对癌症患儿在确诊后的 1 年时间里进行了持续性的心理症状随访。儿童 PROMIS 工具条目难度适中,其多种可选测量模式切实降低了临床真实场景测量评估中应答者的负担,因而在症状纵向追踪和随访相关研究中具有更强的接受度。

综上,儿童 PROMIS 各形式量表工具在横断面和纵向的症状功能评估中的测量效能和实用性,近年来已经在越来越多的研究和实践中被证实。儿童 PROMIS 在国内外也逐渐向临床症状功能常规评估工具发展。

另一方面,随着"互联网+"医疗和护理模式的发展,以及电子信息工具在医疗健康领域的日益普及,近年来也有越来越多的机构、研究者开发了基于或使用 PROMIS 系列量表的电子化工具,以更便捷地获取儿童和家长报告的症状和功能,比如 PROMIS 官方管理平台"评估中心[SM](assessment center[SM])"提供有多种语言的儿童 PROMIS 工具,供研究者或患者进行线上症状功能评估。另外,一些常用的电子健康记录系统,如欧美地区较为普及的 Epic、REDCap、Cerner,以及我国上海市儿童医学中心的医院信息系统(hospital information system,HIS)系统等,提供 PROMIS 系列量表,实现患儿症状功能评估线上和线下的同步与对接。

使用儿童 PROMIS 工具进行症状功能评估是其最基础的应用方向,目前,各种形式以及各个领域的儿童 PROMIS 工具在症状功能评估领域的应用是最为广泛和成熟的。此后报告的各类应用,大多是基于症状功能评估衍生而来的更具体的、更有针对性的方向。儿童 PROMIS 已逐渐发展成为临床各类儿童疾病症状及功能 PROs 常规评价工具。未来的研究和临床应用中,在儿童疾病领域使用儿童 PROMIS 进行症状和功能评估仍极具发展空间。

(二) 生活质量评估

对各种疾病尤其是慢性病或状态下的患儿而言,在疾病全程的健康相关生活质量(health-related quality of life,HRQOL)一直是各方关注的重点,

HRQOL 一般包括多种会对患儿生理、心理、社会健康产生显著影响的综合问题，无论在院内还是院外，生活质量都是必须关注的重要指标。尤其在院外，当脱离了医护人员专业的管理后，如何实现全面、系统、精准的生活质量评估是疾病儿童健康管理的核心问题之一。儿童 PROMIS 为慢性病患儿生活质量评估提供了支持，生活质量评估是目前儿童 PROMIS 应用的一个重要领域。

儿童 PROMIS 各领域条目池、SFs、CATs，以及特征集均被广泛应用于患儿的生活质量评估。一方面，研究者和临床工作者可以根据患儿的疾病特点选择一些特异性指标进行生活质量评估。比如，美国研究者纵向追踪了 169 名哮喘患儿，使用儿童 PROMIS 评估了哮喘患儿较为特异性的哮喘影响、疼痛影响、疲劳、抑郁症状、焦虑和移动性等生活质量指标，探索了哮喘患儿特异性指标对其在校学习状态及白天瞌睡状况的影响。另一方面，profile 是 PROMIS 研发团队基于儿童最为常见的、核心的、提取信息量最大的条目整合而成的集合问卷，包括了移动性、焦虑、抑郁症状、疲乏、同伴关系、疼痛影响、疼痛程度几个核心维度。在目前儿童 PROMIS 特征集的 3 个版本中，profile - 25 因其精简的条目数量使患儿应答负担较低，是应用最为广泛的 PROMIS 生活质量评估工具。比如有研究者对患有系统性红斑狼疮的儿童和青少年群体进行心理问题筛查，同时使用了 PROMIS profile - 25 问卷作为患儿的整体生活质量评价工具，全面评价患儿疲乏、移动性、疼痛、同伴关系等方面健康状态，结果也证实了患儿的心理问题和多方面生活质量水平显著相关。因此，通过 PROMIS 较为系统全面的生活质量评估将有效预防系统性红斑狼疮患儿出现的严重心理问题。

另外，在信息化方面，各种搭载了儿童 PROMIS 的信息化工具或平台也较多地被用于患儿院内外的生活质量评估及追踪随访等，尤其对院外的延续化评估更为得力。比如我国的研究者构建了一款包括儿童 PROMIS 的 8 个简表的综合症状评估工具，用以监测癌症患儿生活质量相关的 8 种症状情况。另外，PROMIS 中国中心（PROMIS National Center-China，PNC - China）基于儿童 profile - 25 也开发了小程序，用于癌症患儿进行院内外的生活质量评估和追踪。

因此,生活质量评估是目前多领域儿童 PROMIS 量表综合应用以及 profile 系列量表应用的主要领域。儿童 PROMIS 工具可以覆盖大部分对儿童生活质量产生重要影响的症状及功能领域,合理的组合应用可以为患儿院内外生活质量评估和追踪都提供科学系统的评价体系。

（三）疾病筛查

疾病筛查可以发现早期的疾病。通过某些检查或评估可以提前发现个体某些功能状态的变化,即使还没有相关疾病确切的迹象或症状表现,或者可能只有少量不足以确诊的症状表现,仍可用以警示相关疾病的发生。PROMIS 量表也逐渐开始在疾病筛查领域得到了应用,帮助某些种类疾病的患儿及早进行干预和管理,以期降低患病痛苦甚至死亡率。

目前,儿童 PROMIS 在心理健康相关疾病筛查中得到了较好的应用,主要是焦虑和抑郁的筛查。以色列的研究者使用儿童 PROMIS 焦虑和抑郁症状的 8 条目 SFs 联合其他情感障碍和精神分裂评估工具,构建了癌症儿童和青少年抑郁症和焦虑症的 3 级筛查程序,儿童 PROMIS 心理相关量表即被用于 1 级问卷调查筛查中,对达到焦虑和抑郁程度界值的癌症患儿启动 2 级筛查程序进行情感障碍和精神分裂等精神问题筛查,2 级筛查阳性患者再进入 3 级程序启动治疗。儿童 PROMIS 焦虑和抑郁量表不仅为癌症儿童严重心理问题筛查提供了 1 级标准,同时可以帮助医护人员及家属早期引起重视,早发现早干预,避免心理问题恶化,减轻患儿心理痛苦及更严重的问题。美国研究者们则使用儿童 PROMIS 的特征集问卷进行更为简短的评价,同样进行儿童的心理健康问题筛查。另外,还有针对某些特异性疾病群体的,比如有研究者使用了焦虑和抑郁简表对克罗恩病患儿进行心理问题筛查,帮助预测克罗恩病的恶化可能。还有研究者对系统性红斑狼疮患儿进行焦虑抑郁问题筛查,以预测患儿生活质量的变化。

使用儿童 PROMIS 进行疾病筛查的领域目前仍局限在心理健康筛查,理论上 PROMIS 各领域工具均具备筛查的功能。儿童 PROMIS 在心理健康筛查中的成功应用也提示研究者及临床工作者,未来可以利用儿童 PROMIS 各领域量表的各种形式构建疾病筛查体系。

（四）临床效果评价

PROMIS 在临床实践中的重要作用之一在于，患者报告与治疗或其他医学干预的结果表现，以衡量治疗和相关干预的效果。目前，医疗卫生领域对于临床治疗及干预效果的评价主要是以客观指标作为主要结局指标，部分医护人员报告、代言人报告或患者自我报告的结局会作为次要结局指标或补充参考。随着近年来患者报告结局获得的关注飞速提高，医疗卫生领域开始关注患者报告结局。在儿童健康领域，为了改变长久以来儿童声音不被信任和重视的现状，儿童患者报告结局包括代言人报告结局也逐渐被重视，开始成为临床医疗护理的干预或照护措施的主要或次要结局评价指标，成为临床试验结局，以评价临床干预效果。

儿童 PROMIS 的主要研发团队，美国的帕梅拉海因兹（Pamela Hinds）教授等的研究中指出，很多参与一些不治之症的Ⅰ期或Ⅱ期临床试验的儿童，极大可能性会经历药物有关的不良反应，但这些不良反应很多都是主观的，因此必须在评价时纳入患儿的主观报告，甚至将主观报告作为重要的主要指标，否则无法明确治疗试验的真正影响。因此，海因兹教授等研究者在一项癌症患儿化疗方案临床试验中使用儿童 PROMIS 中 6 个关键领域的简表作为主要试验结局指标，在结果中详细阐释了该治疗方案试验对患儿症状功能及生活质量的影响，为在儿童群体中将患者自我报告结局作为新的临床试验终点进一步提供了支持。近年来，也逐渐开始有研究者选择将 PROs 作为儿童领域的临床实验结局以评价方案效果。比如有研究者使用了儿童 PROMIS 评价克罗恩病患儿的疼痛影响、疲乏、积极影响等方面的结果，以作为甲氨蝶呤二元疗法临床效果的试验终点评价。其研究证实了儿童 PROMIS 疲劳和疼痛影响指标作为试验终点在儿童克罗恩病的大型多中心试验中具有极强的响应性，进一步支持了将儿童 PROMIS 指标作为临床试验中可靠的 PROs 结局在不同病种中是具有普适性的。近年来有研究选择使用儿童 PROMIS 作为各种医疗护理相关干预的主要效果评价指标，比如儿童骨科手术治疗后改善情况，接受脊椎指压治疗儿童的症状功能康复情况等。

总体来看，目前使用儿童 PROMIS 工具作为临床试验重点结局或医学干预效果的结局指标的研究还十分有限，尤其缺少在高质量随机对照实验研究中的应用。但随着儿童 PROMIS 近年来的发展及其重要性不断被验证，在各项治疗及干预研究中引入标准化的 PROMIS 结果作为主要或次要结局指标将成为新的方向。

第二节　儿童 PROMIS 的临床转化应用

儿童 PROMIS 也在国内外临床得到了良好的转化应用，尤其在我国临床，儿童 PROMIS 也率先在 PROMIS 的临床转化应用领域成为示范。

（一）依托儿童 PROMIS 构建临床常规症状功能评估

PROs 发展的一大目标是将其作为临床评估的常规项目，PROMIS 作为国内外目前最为庞大、系统化、标准化的患者报告结局测量系统，各国 PROMIS 中心也在努力推动 PROMIS 向临床 PROs 的常规评估工具转化，而将 PROMIS 嵌入临床医疗机构的电子健康记录系统（electronic health record，EHR）是实现常规性临床转化最直接的方式。

目前，以美国为代表的许多国家医疗系统已拥有较成熟的 EHR 系统，并且在多种医疗机构中实现了极大程度的统一，即几个具有代表性的 EHR 系统覆盖了绝大多数欧美国家的医疗机构，各医疗卫生机构通过 EHR 了解并共享患者情况，为构建患者可流动的 PROs 病历提供了基础。国外目前最常用的 EHR 系统包括 Epic、REDCap，以及 Cerner 等，而以上 3 个大型 EHR 系统已经率先嵌入了 PROMIS 系列工具，包括多种儿童 PROMIS 工具。其中 Epic 健康研究网络从 2012 年起提供 PROMIS SFs，更新到 2017 年版本之后，几乎所有常用的 PROMIS 工具已都可使用，包括儿童和代言人版 PROMIS 的各简表、CATs 等。REDCap 则是通过直接和 PROMIS 的官方平台"评估中心^{SM}"形成链接，可提供儿童及代言人 PROMIS 版的 SFs、CATs、特征集等，并可根据需要自行组合儿童 PROMIS 量表。Cerner 则是通过在医疗机构的设备端下载 PROMIS 官方的单机程序"评估中心 API",以实现在医疗机构 EHR 系统中嵌入儿童及代言人系列工具。国外通过以上通用性极强的大型 EHR 系统正在逐步实现临床 PROs 评估结果的常规收集和更新,以帮助医务人员更好地决策。

　　而对我国而言,由于 EHR 系统发展的差异,我国尚未有类似以上的大型 EHR 系统,一般是各医疗机构独立开发并使用各自的临床电子病历系统,因此难以实现在短时间内通过电子病历系统大范围推广并应用 PROMIS 进行常规化的评估。但 PNC - China 也基于我国的现实情况,以个别医疗机构为试点开始推行 PROMIS 嵌入电子病历系统,进行常规化的 PROs 收集。其中最先做出尝试的就是在儿童领域,在上海市儿童医学中心的掌上电脑(personal digital assistant,PDA)(图 10 - 1)及 HIS 端口(图 10 - 2)中嵌入了儿童 PROMIS 中 8 个最常用的简表。

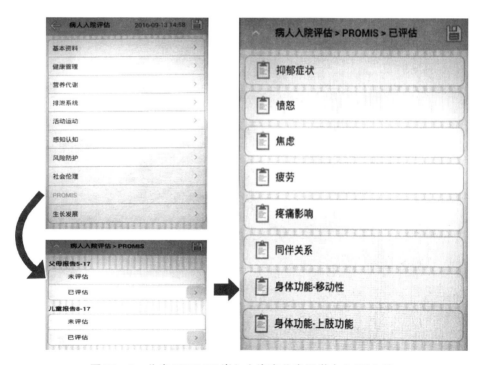

图 10 - 1　儿童 PROMIS 嵌入上海市儿童医学中心 PDA 端

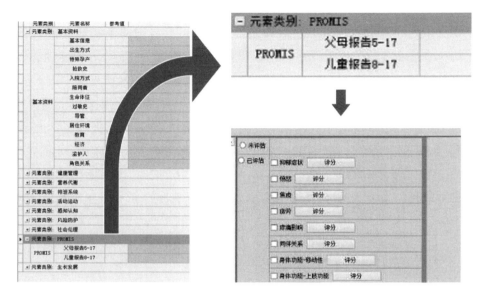

图 10 - 2　儿童 PROMIS 嵌入上海市儿童医学中心 HIS 端

（二）通过儿童 PROMIS 实现院内外症状功能延续管理

关注患儿报告的健康相关结局,倾听患儿的真实感受,将患儿的主观感受或必要时代言人观察到的感受作为症状功能及生活质量评估、疗效评价、疾病筛查等的重要测量依据,是目前国内外关于慢性疾病或状态研究领域及临床实践探索的重点。同时,鉴于患儿慢性病或慢性病状态的治疗及照护逐渐向居家、社区转化,社区—居家模式甚至将在慢性病的某些阶段成为主体,因此,如何实现症状功能管理的延续性,尤其是院外管理的科学性和有效性,更是目前亟待解决的问题。儿童 PROMIS 的出现和应用将在很大程度上缓解了这一困境,其科学系统性的测量解决了院内外评估和管理的标准化问题,且一系列信息化配套产品的开发使得更好地实现院外延续性管理成为可能。

目前,已有一些独立于医疗机构系统的、搭载有 PROMIS 的独立手机软件、电脑程序、网页等。比如美国的一些企业开发的多个症状功能及生活质量评价软件中纳入了 PROMIS 工具,已经得到了较为广泛的应用,如 Ayva、ePROmeasure - WS、OBERD、Force、PRISM App 等。另外,荷兰 Emma 儿童医院的 KLIK 平台是专门面向儿童健康管理的平台,其中也纳入了儿童PROMIS 工具,在荷兰得到了极为广泛的认可和应用。在国内,PNC‐China借力信息化工具实现 PROMIS 的院内外应用就是从儿童领域起步的。最早基于儿童 PROMIS 8 个 SFs 开发了国内首款儿童 PROMIS 手机应用程序用于信息化数据收集,为实现儿童慢性病或慢性病状态全程数据收集奠定了坚实基础。随后,开发了用于儿童情绪和心理问题困扰评估的手机 App,纳入了儿童 PROMIS 情绪相关量表条目池,面向白血病患儿开发的症状功能管理手机 App 搭载了儿童 PROMIS 8 大 SFs,面向癌症儿童生活质量评估和管理的微信小程序搭载了儿童 PROMIS profile‐25 等。

　　基于儿童 PROMIS 在院内外症状功能管理的广泛应用,逐渐构建形成了跨医疗机构、跨区域的儿童慢性病管理数据库平台,致力于解决病程症状功能评估标准化欠缺、数据片段式采集、分散式保存的问题,具有良好的柔性拓展和长期适应能力,并通过信息化产品实现了远程数据收集,打破了医院内外空间壁垒和时间制约。基于儿童 PROMIS 的一系列工具和平台的临床转化,将有助于逐渐实现精准症状评估、症状管理和疾病预警,并为患者健康信息智能推送、数据为基础的临床决策支持以及个性化互动健康教育实现打下基础,促进实现慢性病或慢性病状态儿童及家庭的全程自我管理。

(张雯)

参考文献

[1] Dahab K, Potter M N, Provance A, et al. Sport specialization, club sport participation, quality of life, and injury history among high school athletes[J]. Journal of Athletic Training, 2019, 54(10): 1061.

[2] Simon J E, Valier A R S, Kerr Z Y, et al. Changes in patient-reported outcome measures from the time of injury to return to play in adolescent athletes at secondary schools with an athletic trainer[J]. Journal of Athletic Training, 2019, 54(2): 170.

[3] Howell D R, Kirkwood M W, Laker S, et al. Collision and contact sport participation and quality of life among adolescent athletes[J]. Journal of Athletic Training, 2020, 55(11): 1174.

[4] Hooke M C, Neumann J, Tucker C A. Testing the child PROMIS physical activity

measurement in youth attending a large community event[J]. Pediatric Physical Therapy, 2021, 33(1): 32.

[5] Wang J, Yao N, Liu Y, et al. Development of a smartphone application to monitor pediatric patient-reported outcomes[J]. Computers Informatics Nursing Cin, 2017, 35(11): 590.

[6] Cheng A L, Mcduffie J V, Schuelke M J, et al. How should we measure social deprivation in orthopaedic patients? [J]. Clinical Orthopaedics & Related Research, 2021, Publish Ah: 1.

[7] Okoroafo U C, Gerull W, Wright M, et al. The impact of social deprivation on pediatric PROMIS health scores after upper extremity fracture[J]. Journal of Hand Surgery, 2018, 43(10): 897.

[8] Macpherson C F, Wang J, DeWalt D A, et al. Comparison of legacy fatigue measures with the PROMIS pediatric fatigue short form[J]. Oncology Nursing Forum, 2018, 45(1): 106.

[9] Yardeni M, Abebe C G, Hasson-Ohayon I, et al. Trajectories and risk factors for anxiety and depression in children and adolescents with cancer: a 1-year follow-up [J]. Cancer Medicine, 2021, 10(16): 5653.

[10] Jones C M, DeWalt D A, Huang I-C. Impaired patient-reported outcomes predict poor school functioning and daytime sleepiness: the PROMIS pediatric asthma study [J]. Methods Molecular Biology, 2019, 176(5): 139.

[11] Rubinstein T B, Dionizovik-Dimanovski M, Davis A M, et al. Multicenter study of utility and acceptability of depression and anxiety screening in adolescents and young adults with childhood-onset systemic lupus[J]. Arthritis Care Res(Hoboken). 2021 Nov 21, Epub ahead of print.

[12] Yardeni M, Campino G A, Bursztyn S, et al. A three-tier process for screening depression and anxiety among children and adolescents with cancer[J]. Psycho-Oncology, 2020, 29(12): 2019.

[13] Herbert L, Hardy S. Implementation of a mental health screening program in a pediatric tertiary care setting[J]. Clinical Pediatrics, 2019, 58(10): 1078.

[14] Brenner E J, Long M D, Mann C M, et al. Anxiety and depressive symptoms are not associated with future pediatric Crohn's disease activity[J]. Inflammatory Bowel Diseases, 2021(July): 1.

[15] Hinds P S, Wang J, Stern E D, et al. Voices of children and adolescents on phase I or phase II cancer trials: a new trial endpoint? [J]. Cancer, 2017, 123(19): 3799.

[16] Miller T L, Schuchard J, Carle A C, et al. Use of patient-reported outcomes measurement information system pediatric measures as clinical trial endpoints: experience from a multicenter pragmatic trial in children with Crohn's disease[J]. The Journal of Pediatrics, 2020, 242: 86.

[17] Cardenas A，Warner D，Switzer L，et al. Inpatient exergames for children with cerebral palsy following lower extremity orthopedic surgery：a feasibility study[J]. Developmental Neurorehabilitation，2021，24(4)：230.

[18] Broughton J S，Goldfarb C A，Obey M R，et al. Performance of patient-eeported outcomes measurement information system (PROMIS) scores compared with legacy metrics in evaluating outcomes after surgical treatment for osteochondritis dissecans of the humeral capitellum[J]. Journal of Shoulder and Elbow Surgery，2021，30 (7)：1511.

[19] Alcantara J，Lamont A E，Ohm J，et al. The quality of life of children under chiropractic care using PROMIS－25：results from a practice-based research network [J]. Journal of Alternative and Complementary Medicine，2018，24(4)：378.

第十一章　患者报告结局测量信息系统的国际管理与推广

目前，PROMIS 开发、维护、改进和推广在内的全部工作由 PROMIS 国际健康组织（PROMIS Health Organization，PHO）负责。根据不同的工作内容，PHO 设立了 PROMIS 教育委员会（PROMIS Education Committee）、PROMIS 国际委员会（PROMIS International Committee）和 PROMIS 标准委员会（PROMIS Standards Committee）三大职能部门，以及翻译中心、统计中心和技术中心 3 个工作中心（图 11 - 1）。三大部门和 3 个中心协作分工，共同管理和促进 PROMIS 的发展。本章主要介绍 PROMIS 的管理架构、如何进行国际管理及推广等相关内容，以促进对 PROMIS 国际管理及国际化推广模式的了解。

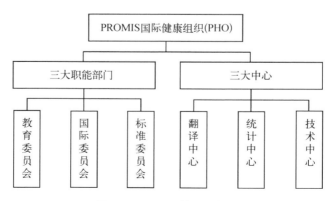

图 11 - 1　PHO 管理架构图

第一节　PROMIS 的国际管理模式

一、PHO 历史概述

2004 年,NIH 联合包括斯坦福大学、杜克大学在内的多所世界顶尖大学,斥巨资启动了 PROMIS 的研究,在发展过程中逐步吸引了来自全世界的大批多学科科研工作者和临床专家,这些科学家于 2008 年自发组建了 PHO,并且选举其中 11 位科学家成立了 PHO 理事会,对 PHO 行使管理权。

PHO 是一个开放性、公益性的非营利组织,旨在将患者的声音带到医疗保健的最前沿。其工作目标主要包括:① 加速推进健康结局评估的科学性;② 推广经过严谨测量学检验的、标准化的健康结局评估工具;③ 发展具备人群特异性的健康结局评估工具;④ 在临床团队和科研人员中宣传 PROs。

目前,PHO 下设三大部门和三大中心:PROMIS 教育委员会、PROMIS 国际委员会、PROMIS 标准委员会和翻译中心、统计中心、技术中心。PROMIS 教育委员会的主要职责是对 PROMIS 系列工具进行解读并展开一系列宣传工作。PROMIS 国际委员会主要通过协调资源、提供帮助和宣传教育等措施在国际范围内推广 PROMIS。PROMIS 标准委员会的职责为明确并更新 PROMIS 在开发、调整、翻译、检验和应用等一系列过程中的规范,以保证 PROMIS 的质量。三大中心分别负责在国际化翻译、数据统计分析、信息化发展等方面的具体工作。

二、PROMIS 职能部门

(一) PROMIS 教育委员会

PHO 教育委员会主要负责制定关于 PROMIS 的教育计划,以满足研究人员和临床医生的使用需求。该委员会负责监督 PHO 的教育活动,包括 PROMIS 培训研讨会、网络研讨会、圆桌会议、学习课程和年度 PROMIS 国际会议。会议主题紧跟 PROMIS 发展进程,从理论层面到操作层面给出讲解并提出建议。例如,项目反应理论的核心要素、基于国际 COSMIN 和 ISOQOL 标准的验证方法概述等。

(二) PROMIS 国际委员会

PROMIS 国际委员会包含了来自世界各地的科学家和临床工作者,在 PHO 的指导下,帮助各个国家推动 PROMIS 的开发、翻译、检验和应用,致力于在全球范围内提高患者声音在健康结局中的作用和地位,并扩大 PROMIS 的国际影响力。PROMIS 国际委员会的任务主要分为科学活动和组织活动两个部分。科学活动包括:判断是否需要建立国家特异性的条目或规范,以及协助各国进行 PROMIS 的跨文化检验。组织活动包括:确定各 PROMIS 国家中心(PROMIS National Center,PNC)的联络负责人;协助各国联络点建立数据管理工具并确定保证数据安全的方案;公开发行 PROMIS 工具;协助举行筹款活动;招募更多的国际合作伙伴;每季度召集全体委员会会员举行一次电话会议;传递最新的信息并且解答会员的疑惑;每年在 PHO 或 ISOQOL 年会上举行国家中心间的会议。

PROMIS 国际委员会的内部组织架构主要划分为以下三级:执行委员、国家中心联络负责人、一般会员。执行委员从所有会员中选举产生,目前共有 9 位,负责 PROMIS 国际委员会的管理和组织工作。执行委员每月举行 1 次电话会议,沟通 PROMIS 的工作进展,解决工作问题。国家中心联络负责人由 PROMIS 国际委员会通过全球遴选,最终在每个国家或地区确定 1~2 名。国家中心联络负责人在 PHO 和 PROMIS 国际委员会的帮助下,在该国建立 PNC,遵照《PNC 章程》,进一步落实 PROMIS 在该国的翻译、检验和应用。截至目前,PROMIS 国际委员会已经确立了 28 个国家联络负责人,负责在包括澳大利亚、玻利维亚、加拿大、中国、丹麦、芬兰、法国、德国、匈牙利、意大利、日本、韩国、荷兰、挪威、波兰、西班牙、瑞典、英国等在内的 20 个国家或地区建立并管理 PROMIS 国家中心。

(三) PROMIS 标准委员会

PROMIS 标准委员会目前主要由 12 位成员负责,主要负责 PROMIS 翻译、检验、应用等相关的规范制定和量表审查，包括制定适用于指导 PROMIS 翻译的标准，建立用于评估 PROMIS 文化调试科学性的审查标准，规定 PROMIS 新条目开发所应遵循的科学标准和方法学等，对 PROMIS 从条目开发到临床应用的整个过程严格要求，以保证 PROMIS 的科学性和高质量。PROMIS 标准委员会提倡采用通用的方法翻译，聚焦于语言而非国家或领域。同时，对研究人员和研究对象的文化背景提出一定的要求。例如，中文版 PROMIS 量表的翻译需要采用国际标准的 FACIT 翻译方法进行。同时，该部门通过总结现有的论文、方法学相关资料以及研究者经验，也对 PROMIS 开发和检验过程提出了相应标准，包括如何定义目标概念和概念模型，如何形成单个条目，如何构建条目池并定义其心理测量学特性，根据使用目的和工具特点选择合适的呈现形式等。

三、PROMIS 工作中心

PROMIS 的翻译中心、统计中心和技术中心所承担的任务侧重点各不相同，分别从事 PROMIS 工具国际推广，数据管理和技术支持及相关工作，各中心相辅相成、共同促进 PROMIS 稳步发展。

（一）PROMIS 翻译中心

PROMIS 翻译中心的工作对 PROMIS 国际化推广的意义重大，该中心主要负责与各国家中心及各国临床或科研团队协作完成英文版 PROMIS 源量表的翻译和检验。翻译工作的总目标是使 PROMIS 更符合该语言使用人群的文化特性，翻译基于 FACIT 方法进行，步骤一般包括翻译、回译、调和、专家审核校对、PROMIS 中心质量评价、患者认知性访谈和语言调试、PROMIS 数据中心评价。检验工作则旨在验证翻译后量表的科学性，包括可行性分析，条目分析，信度检验，效度检验，跨年龄、性别等价性检验等内容。目前，翻译中心已发布经过严格翻译和检验的 62 个可用语言版本的 PROMIS 工具，有力协助世界范围内多个国家地区临床照护质量的改进和科学研究效率的提升。

（二）PROMIS 统计中心

PROMIS 项目启动之初即建立了数据管理中心（Statistical Coordinating

Center，SCC)，采用科学的数据管理模式对基于 PROMIS 采集的数据进行最合理的解释和最大程度的利用。SCC 的主要职责是提供一个安全及适用的数据管理系统以采集、储存和分析数据，并对该系统进行管理和维护。同时，该中心工作亦包括使用 PROMIS 工具获取美国普通人群大样本数据，基于大样本的分析获得 PROMIS T 分数（平均值为 50，标准差为 10），并在 T 分数基础上结合 IRT 和 R 语言程序，构建 T 分数图（T Score Maps)，以实现每一个通过 PROMIS 工具测量得到的结果均可在 T 分数图上找到对应的 T 分数范围，以此判断所测健康结局的严重程度。这不仅使得 PROMIS 测量分数的解释过程标准化，同时亦可辅助医患双方聚焦于健康结局而非测量数据的改善。另外，数据管理中心还发起了一项 PROsetta Stone 项目，通过相关研究证实了 PROMIS 测量结果和常规量表结果间的高相关性，因此，将 PROMIS 与其他测量工具相链接，可为不同量表测量的同一健康结局的结果之间提供比较的途径，即增加了测量数据间的可比性，为临床实践提供了极大的便利。

(三) PROMIS 技术中心

PROMIS 技术中心主要负责 PROMIS 信息化相关工作，包括开发软件、与现有的数据收集工具合作、基于 CATs 的信息化工具构建等。尽管越来越多的研究者将传统量表结合电子化设备进行呈现，但相比之下 PROMIS 资料收集的信息化工具在形式上更加丰富多样，开放性更高，包括 PROMIS iPad App、REDCap、Ayva、ePROmeasure 等。另外，PROMIS 工具的 CATs 形式与信息化平台的融合，更是在提高测量精度的同时有效减少了被测者的答题负担。PROMIS 的信息化工作在简化数据收集流程、提升 PROMIS 数据收集效率方面做出巨大贡献。

PHO 三大职能部门和三大工作中心的通力合作使得 PROMIS 的科学性得以最大程度的保障并实现了强有力的推广，充分加强了世界范围内健康领域科研工作者和临床实践者对患者主观感受的重视。PNC - China 作为 PROMIS 在中国的代理组织，正在稳步推动 PROMIS 中国化的进程，以期将倾听患者声音、以患者为中心的照护理念切实落地于中国医疗。

第二节　PROMIS 的国际推广模式

PROMIS 的国际推广模式主要以工具科学性为核心要素，以 PHO 标准化为主导，以各国真实情境下的个性化发展为纲领。通过 PHO 的三大职能部门和 3 个工作中心的合理运行与合作保障 PROMIS 工具的科学性和标准化，通过各国 PNC 的建设实现 PROMIS 的个性化发展。本节将通过对目前发展最为成熟的国家中心之———PROMIS 荷兰中心（PNC－Netherlands）的介绍呈现 PROMIS 国际推广模式的特点。

一、PNC 平台概述

PNC 作为 PROMIS 国际委员会在各个国家和地区的下设组织，与 PHO 理事会合作以确定和协调 PROMIS 在本国或本地区推广的最佳方式，具体实践包括 PROMIS 条目开发、翻译、检验以及应用。基于 PROMIS 工具是患者感受测量的现代化变革的产物，因此在当前的信息化社会背景下，其管理过程应用现代化信息化管理平台作为媒介就成为必然。目前在众多国家及地区的 PNC 中，有近 10 个中心建立了符合本国实践方式和发展现状的信息化平台，包括荷兰中心平台（http://www.dutchflemish PROMIS.nl/）、德国中心平台（http://PROMIS－germany.de/）、匈牙利中心平台（https://PROMIS hungary.org/）、波兰中心平台（http://polski PROMIS.pl/）等。其中荷兰中心（PNC－Netherlands）是 PROMIS 国际推广模式发展最为成熟、应用时间最长和广泛的国家中心之一。

二、PNC－Netherlands 信息化平台模式与发展

PNC－Netherlands 是各国各地区的 PNC 中发展较早、工作模式成熟、工作成果显著的国家中心。目前，其已根据 FACIT 翻译法翻译了 26 个 PROMIS 条目库（Item Bank），其中 17 个成人条目库，9 个儿童条目库，并在

脑血管疾病、糖尿病、肾病等人群中进行验证。荷兰中心不仅在 PROMIS 工具的翻译、检验等领域发展较为完善，在工具内容上实现对 PROMIS 的大力推广，在测量形式上的推广上也有着显著成就。例如，以荷兰—佛兰德语人群为基础，构建适合文化特异性的多个 PROMIS CATs 系统，简化了焦虑、抑郁和多维健康领域的 PROMIS 测量。因此以荷兰中心信息化管理平台为对象，剖析该中心的平台构架与工作内容部署情况，并以表格形式清晰呈现（表 11 - 1）。

表 11 - 1　PROMIS 荷兰中心信息化平台模块

一 级 模 块	二 级 模 块	二 级 模 块 内 容
1. 什么是 PROMIS	① 荷兰 PROMIS 团队	执行委员会、指导委员会、和儿童工作组成员及相应基本介绍
	② 团队任务	团队目标、5 年内计划、核心价值的基本介绍
	③ PROMIS 的创新点	三大创新点介绍：条目库内容质量高、统计和施测技术先进、条目库的动态性
2. 概念	① 概念模型	PROMIS 施测的三大健康领域及亚领域间的关系
	② 自我报告的健康	整体健康测评工具的介绍
	③ 生理健康	成人及儿童生理健康相应条目库内容介绍
	④ 心理健康	成人及儿童心理健康相应条目库内容介绍
	⑤ 社会健康	成人及儿童社会健康相应条目库内容介绍
3. 工具	① 条目库开发	条目库开发的过程
	② 条目库发展现状	荷兰版本成人及儿童可用条目库介绍
	③ 简表	简表和特征集基本介绍、发展过程、心理测量学特性、T 分数的转换
	④ 计算机自适应测试	计算机自适应测试简介、基本原理介绍
	⑤ 工具细节	T 分数的解释、7 天回忆期、Likert 5 级响应类别介绍

续　表

一 级 模 块	二 级 模 块	二 级 模 块 内 容
4. 研究	① 翻译	翻译过程、翻译过程论文、翻译最新进展介绍
	② 检验	检验过程、检验过程论文、检验最新进展介绍
	③ 发展	条目发展现状介绍
	④ 数据规范	荷兰一般人口代表性样本数据
	⑤ 出版物	罗列所有已发表论文
	⑥ 报告	PROMIS 介绍演示文稿
	⑦ 研讨会	研讨会新闻通知
5. 可用的工具	① 基于价值的照护	PROMIS 在荷兰的认可程度
	② 要求	PROMIS 使用条款
6. 联系我们	联系我们	PHO 及 assessment center 链接,中心负责人联系方式

由表 11-1 可见,荷兰中心基于 PHO 指导下的标准化工作内容主要包括：对 PROMIS 的基本概念和测量维度等相关内容进行宣传介绍;对现有条目的翻译和检验;对人群或疾病特异性的 PROMIS 条目的开发;基于出版物及会议的宣传等工作。另外,荷兰中心也在不断基于本国文化特点对 PROMIS 新条目、新测量形式等进行创新性的探索,并通过收集与分析荷兰人群的大样本数据以提升本国测量结果的规范性和参考性。荷兰中心信息化管理平台的构架和发展模式也为我国 PNC-China 的未来发展提供了有益的参考。

(李丹钰)

参考资料

[1]　https://www.promishealth.org/board-of-directors/
[2]　https://www.healthmeasures.net/explore-measurement-systems/promis
[3]　Cella D, Yount S, Rothrock N, et al. The Patient-Reported Outcomes Measurement

Information System（PROMIS）：progress of an NIH Roadmap cooperative group during its first two years[J]. Medical care，2007，45(5 Suppl 1)：S3.

[4] Kaat AJ，Schalet BD，Rutsohn J，et al. Physical function metric over measure：An illustration with the Patient-Reported Outcomes Measurement Information System(PROMIS) and the Functional Assessment of Cancer Therapy（FACT）[J]. Cancer，2018，124(1)：153.

[5] Terwee C，Roordal，DE Vet H，et al. Dutch — Flemish translation of 17 item banks from the patient-reported outcomes measurement information system（PROMIS）[J]. Qual Life Res，2014，23(6)：1733.

[6] Flens G，Smits N，Terwee C，et al. Development of a Computerized Adaptive Test for Anxiety Based on the Dutch-Flemish Version of the PROMIS Item Bank[J]. Assessment，2019，26(7)：1362.

[7] Flens G，Smits N，TerweeC，et al. Development of a Computer Adaptive Test for Depression Based on the Dutch-Flemish Version of the PROMIS Item Bank[J]. Eval Health Prof，2017，40(1)：79.

第十二章　患者报告结局中国中心的探索与实践

患者报告结局中国中心(PROMIS National Center- China，PNC－China)属于 PROMIS 国际联盟中的一员，在 PHO 的统一指导下，全面负责中文版PROMIS 的翻译、检验及国内推广应用。自 2019 年在复旦大学护理学院成立以来，PNC－China 始终秉承倾听患者声音、提升患者体验的理念，致力于中文版 PROMIS 的研制及国内推广应用，以期为国内 PROs 相关研究及临床落地提供标准化工具。本章主要介绍 PNC－China 的组织架构、相关工作内容、信息化建设以及今后的发展规划等。

第一节　PNC－China 的构架与工作概述

患者报告结局中国中心(PNC－China)于 2019 年 9 月在复旦大学护理学院成立，中心负责人为复旦大学护理学院袁长蓉教授。中心基于工具的目标测量人群和测量维度划分，分别与复旦大学附属儿科医院、复旦大学附属中山医院、复旦大学附属肿瘤医院展开合作并分别设立专人负责相关工作的展开，上述三家医院分别推进儿童生理、心理、社会健康，成人社会健康，成人生理和心理健康三大方向的研究。

PNC‑China 的核心任务包括：保证和提升健康结局评估的科学性；在中国对基于 PROs 的标准化健康结局评估问卷进行推广；逐步拓宽 PROs 的适用人群；促进 PROMIS 在科研及临床实践中的应用。PNC‑China 是 PROMIS 在中国的代理组织，其作为我国临床和科研团队与 PHO 的衔接者，自成立以来在核心任务的指导下进行的工作主要可归纳为国际联系工作和国内推广工作两大类，每项工作均由 PNC‑China 设专人负责。

国际联系工作主要包括：参与每个月 PHO 组织的 OFFICE HOUR 会议，获取 PROMIS 最新进展，并在会议中提出中国的临床及科研团队在翻译和检验过程中的困惑及问题，会后总结会议核心内容进行必要的通报；组织 PHO 专家讲授 PROMIS 的理论基础、方法学和临床应用等，推动 PROMIS 在我国的规范性推广。

国内推广工作的主要内容包括：与有意向申请翻译或检验 PROMIS 量表的临床或研究团队接洽；敦促 PROMIS 翻译和检验的工作进度并保障工作质量；陆续开展 PROMIS 翻译方法学的相关培训，包括 FACIT 翻译方法和认知性访谈等核心技术的理论与流程。目前，PNC‑China 与来自国内 22 家单位的 23 个翻译团队（其中 5 个儿童翻译团队，18 个成人翻译团队）签署了协议，确立了合作关系，并实现了对上述翻译团队完成模块认领、任务分配、资料学习等准备工作的组织，且定期审核其翻译进度。目前 PNC‑China 已牵头各申请单位完成了 PROMIS 成人和 5~17 岁儿童量表条目池的全部翻译，部分已通过 PHO 的质量审核，正在开展多中心临床检验和应用。另外，PHO 于 2022 年最新发布的 1~5 岁幼儿量表的翻译、检验和应用工作正在同步推进中。

第二节　PNC‑China 的信息化建设

一、PNC‑China 信息化管理平台的构建

PNC‑China 在成立之初采用的是传统的管理模式，在实践中发现由于

PNC‐China 与国内外同时进行多方合作导致任务多样、流程复杂,传统的管理方法效率低,和本研究中心的快速发展无法匹配。因此在此背景下,PNC‐China 于 2019 年 10 月开始基于现代流程优化理论,充分分析多维需求以优化各环节管理流程,并借助信息化手段搭建管理平台,全面提升基于 PROMIS 工具的 PROs 研究的管理效率,快速推进 PROMIS 在中国的临床应用。

构建完成的 PNC‐China 信息化管理平台以网页形式呈现,涵盖首页、关于中心、PROMIS 信息系统、新闻资讯、资源、科研合作 6 个一级模块,一级模块下按需设立 16 个二级模块,在详尽展示 PROMIS 国内外相关资讯的同时,也帮助各临床和科研团队与 PNC‐China 实现高效的信息交互和数据共享。目前该平台(https://pnc-china. fudan. edu. cn/home)已上线,各项基于 PROMIS 的科研合作工作均通过该平台有序开展中。

二、以微信小程序为主体的信息化收集工具的构建

近年来 PROMIS 的信息化数据收集工具的发展越来越成熟,信息化收集工具可更好地促进数据收集的完整性和高效性,是实现患者健康管理智能化最终目标的重要前提。PNC‐China 团队基于前期的利益相关者需求分析,通过科学严谨的电子健康平台构建流程,已完成儿童自我报告结局健康测评系统小程序和成人自我报告结局健康测评系统小程序的构建,并初步确立了以小程序为主体的 PROMIS 信息化数据收集的发展模式。目前,以上小程序均已投入以科研为目的临床使用中,在复旦大学附属儿科医院、复旦大学附属中山医院、复旦大学附属肿瘤医院等多家附属医院实现了院内外延续性患者 PROs 数据的采集和追踪,并正在通过多中心合作逐步将该模式推广到其他医院,进一步逐步实现本中心数据收集平台与临床信息化平台的融合。

第三节　PNC‐China 的发展规划与挑战

PNC‐China 以 PROMIS 工具为基础,围绕工具研制、临床实践应用等,

经过 3 年多的发展取得了初步的建设成效,包括完成了 PROMIS 全量表条目池中文版研制;成立了首批包括全国近 40 家团队在内的 PNC‐China 联盟网络;搭建了 PROMIS 信息化管理网站;研发了一系列以 PROMIS 为核心评估工具的电子健康信息化产品;获批了一系列国家级科研项目;以及初步建设了全国多中心护理 PROs 科研大数据平台等。

随着大数据时代的到来,PROs 数据作为医疗健康大数据中不可或缺的重要组成部分,代表了来自患者视角的健康体验数据,体现了医疗健康大数据的人文属性。基于完整医疗健康大数据的数据挖掘也将更加精准把脉患者的健康需求,促进医—护—患共同决策,为患者提供智能化、个性化、高质量的健康照护。而 PROMIS 的研制则为我国健康 PROs 大数据的标准化采集提供了科学可靠的工具。PNC‐China 中心未来的建设任务将紧紧围绕患者的照护需求和临床护理问题,大力推动临床以 PROs 为核心的健康结局数据采集,并以护理问题和护理情境整合数据联动,以大数据分析技术挖掘数据规律,结合健康信息技术研发智慧护理产品,实现护理数据的科学收集、标准管理及个性应用,打造以提升患者体验为目标的护理大数据科研和应用中心。具体建设任务包括以下几点。

（一）研制 PROMIS‐CATs 系统

将在现有 PROMIS 工具中文版研制的基础上,研发各领域的 PROMIS‐CATs 系统。包括成人 PROMIS‐CATs 系统及儿童 PROMIS‐CATs 系统。

（二）开展基于 PROMIS‐CATs 的多来源数据收集

将基于 PNC‐China 平台与全国各地的医院和高校合作,推广 PROMIS‐CATs 的临床应用,实现 PROMIS‐CATs 与临床数据库的对接,实现病种特异性、阶段特异性、护理功能特异性的患者体验相关数据的标准化收集。

（三）建设护理大数据库

将建设以肿瘤为主的慢性病、老年、妇儿等专科方向护理大数据库,并对相关数据进行梳理、清洗、重构、整合、集成,形成统一标准的数据视图,打造国内先进的基于 PROs 的护理科学大数据库,进一步构建基于大数据的科研合作平台。

（四）打造基于大数据的精准临床护理服务模式

以患者照护需求和临床护理问题为导向,开展基于大数据的数据挖掘,同时联合移动医疗等健康信息技术研发智慧护理产品,同时打造适用于护理大数据变现形成的大数据智能产品和服务应用优秀案例,并逐步进行全国推广,以辅助临床护理决策,助力患者精准照护。

（五）智慧护理产品检验实验室建设

建设"以人为中心"的智慧护理产品可用性检验实验室,以促进各种数据收集工具和智慧护理产品及服务在不同护理情境下的应用和优化。

（六）护理信息和护理大数据人才培养

引进健康领域数据科学家人才,开展大数据相关核心技术的实践,在护理领域逐步培养一批大数据分析、人工智能产品研发相关科研人才。

但同时,PNC - China 未来的工作也将面临一些挑战,主要是我国患者和临床工作者特别是临床医生对 PROs 的认识不足,重视度不够。与国外不同的是,我国 PROMIS 相关研究和实践应用主要在护理领域推广,医生由于临床工作繁忙,往往较少关注到来自患者的主观诉求,今后如何联合临床医疗人员共同推进 PROMIS 的临床实践应用将是面临的重要挑战。另外,由于我国医疗文化环境的特殊性,医院管理者、医护人员以及患者对于 PROMIS 的接受度如何? PROMIS 将以何种方式进入临床实践? 如何在医院信息化发展差距较大的中国不同区域推广 PROMIS - CATs 的应用? 数据鸿沟背景下如何开发适用于老年患者的 PROMIS 信息化收集程序? 以及 PROMIS 相关大数据的存储及涉及的医疗伦理的等等问题? 这些都是今后 PNC - China 中心需要重点考虑的方面。针对以上挑战,PNC - China 中心将持续开展相关研究,逐步探索适用于我国的 PROMIS 临床应用模式,真正实现将患者报告结局理念融入临床实践,实现患者声音反哺患者健康。

（黄青梅）

参考资料

[1]　黄青梅,张雯,成磊,等.患者报告结局测量信息系统美国国立卫生院 NIH 基金分析

及对我国相关研究的启示[J].解放军护理杂志,2019,36(11):54.

[2] 张雯.基于电子健康测量的癌症儿童自我报告化疗相关症状的轨迹变化特征研究[M].上海:复旦大学,2022:34-39.

索　引